引言

今人饮食不节,过食肥甘厚味,兼之起居无常,以致浊毒内蕴,流注关节,发为痛风。食疗一道,贵在"损有余而补不足"。本书所列食材,皆寻常之物,然配伍得法,自能调和阴阳。如冬瓜利湿而不伤正;樱桃和胃、活血而不耗气;薏米甘凉,健脾而不滋腻。此皆天地自然之馈赠,善用之可收"四两拨千斤"之效。

然饮食之道,过犹不及。书中特设"饮食之慎"一章,如动物内脏之属,皆能助湿生热,痛风之人尤当远之。昔张仲景《金匮要略》言:"凡饮食滋味,以养于生,食之有妨,反能为害。"读者当明辨之。

同时,配有"痛风的不同时期及并发症饮食宜忌速查"一章,方便诸君翻阅。

今将此养生食疗之法整理成册,愿诸君能谨记"三节"之道:节饮食以和脾胃,节劳逸以养精气,节情志以平肝火。须知病从口入,亦从口解。若痛风发作剧烈者,仍当及时就医,勿贻误病情。

目录 Contents

第一章 什么是痛风 ………… 01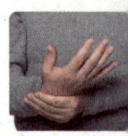

第二章 饮食之宜 ………… 19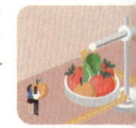

第三章 饮食之慎 ………… 55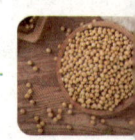

第四章 痛风的不同时期及并发症饮食宜忌速查 ………… 65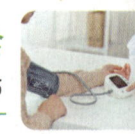

痛风吃什么禁什么

健康有道

中医控酸食疗法，助你终结痛风反复

护肾

李淳 ◎ 编

国文出版社
·北京·

图书在版编目（CIP）数据

痛风吃什么禁什么 / 李淳编 . -- 北京：国文出版社，2025. -- ISBN 978-7-5125-1986-2

Ⅰ．R247.1

中国国家版本馆 CIP 数据核字第 20252SH396 号

痛风吃什么禁什么

编　　者	李　淳
责任编辑	罗敬夫
责任校对	刘沐雨
出版发行	国文出版社
经　　销	全国新华书店
印　　刷	三河市兴达印务有限公司
开　　本	787 毫米 ×1092 毫米　　　32 开
	2.5 印张　　　　　　　　41 千字
版　　次	2025 年 7 月第 1 版
	2025 年 7 月第 1 次印刷
书　　号	ISBN 978-7-5125-1986-2
定　　价	29.80 元

国文出版社
北京市朝阳区东土城路乙 9 号　　邮编：100013
总编室：（010）64270995　　传真：（010）64270995
销售热线：（010）64271187
传真：（010）64271187-800
E-mail：icpc@95777.sina.net

第一章　什么是痛风

痛风是种什么痛

痛风是一种因嘌呤代谢紊乱及（或）尿酸排泄减少引发的代谢性疾病。其发病机制主要是由于嘌呤代谢中有关酶活性存在先天性或后天性缺陷，进而导致尿酸生成过多，或尿酸排出过少，抑或两者兼而有之，最终使得血浆尿酸盐浓度超过饱和限度。痛风的主要临床表现包括无症状高尿酸血症、急性痛风性关节炎等，严重时甚至会出现痛风性肾病，如急性尿酸性肾病、尿酸盐性间质性肾炎以及肾结石等。痛风的发病年龄多在30岁以上，患病率会随着年龄的增长而上升。在性别差异方面，男性患者显著高于女性。但女性绝经后发病率有所上升。

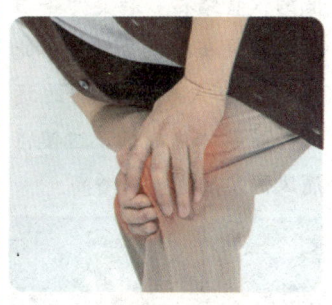

近年来，我国痛风患者逐年增多，这主要归结于两方面原因。一方面，医疗条件的改善及医务人员对痛

风认识水平的提高，使得以往被漏诊或误诊为风湿性关节炎、类风湿性关节炎、丹毒、骨关节炎、结核性关节炎、感染性关节炎的痛风患者，能够得到及时准确的诊断；另一方面，随着社会的发展，人民生活水平不断提高，饮食结构发生了重大改变，由传统的蛋白质含量较低的饮食结构，转变为蛋白质含量较高的饮食结构。此外，部分人缺乏适当的运动，导致体重超标，这使得痛风的发病率显著增高。

嘌呤、尿酸与痛风的关系

嘌呤——痛风病的根源

痛风与饮食结构密切相关，患者通常生活水平较高，而且90%的患者日常饮食中海鲜、肉类、啤酒不可或缺，蔬菜、水果的摄入量不足。其实，引起痛风主要是"嘌呤"在作祟。当人体内嘌呤过多时，会促使人体合成大量尿酸。尿酸极易在关节部位沉积，其中以足、踝、膝、手腕、手指等部位的关节最为常见，所以这些关节常发生痛风性关节炎。

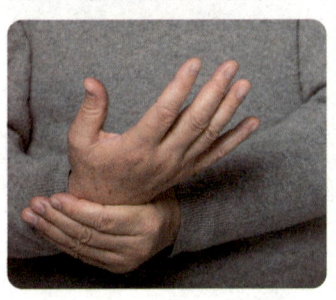

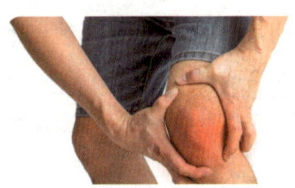

尿酸——痛风病的关键

尿酸是人体嘌呤新陈代谢的最终产物,在生物体内,几乎所有物质每时每刻都在进行新陈代谢,不断进行自我更新,嘌呤也不例外。

尿酸的生成过程较为复杂,需要一些酶的参与。痛风的发生,是由于各种因素导致这些酶的活性出现异常,从而导致尿酸生成过多,或者由于各种因素引发肾脏排泄尿酸出现障碍,使得尿酸在血液中积聚,形成高尿酸血症。

若高尿酸血症长期存在,尿酸会以尿酸盐的形式沉积在关节、皮下组织及肾脏等部位,引发关节炎、皮下痛风结石、肾脏结石或痛风性肾病等一系列疾病。

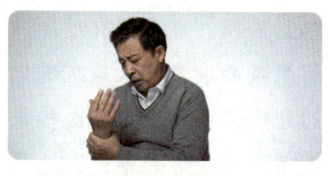

嘌呤、尿酸与痛风的关系

当嘌呤和尿酸这两种物质完成自身使命后,就会被排泄出来,并且基本保持原有形态。除了人类以外,还有灵长类、鸟类及部分虫类也是如此。尿酸在其他如哺乳动物或软体动物中,则是先被分解之后再被排泄出来。例如鱼类会利用一种名为尿囊素的物质,将尿酸分解成尿囊素酸后再进行排泄。

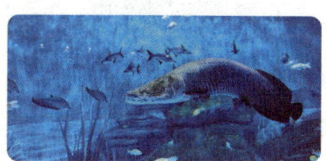

一般认为，人类进化的起始阶段，也曾拥有过能分解尿酸的尿素，只是在进化过程中慢慢地不需要这些尿素了，因此体内就逐渐地失去了这种物质。

随着日常饮食结构的改变，人们体内容易出现尿酸聚集的情况。也就是说，当体内产生的尿酸过多或尿酸排泄不畅时，就会造成尿酸过剩，即出现高尿酸血症。如果病情进一步恶化，就会发展成痛风。因此，人们平时要注意个人的饮食习惯，不要等到痛风发作才追悔莫及。

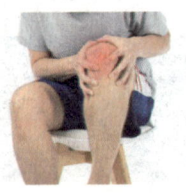

高尿酸血症≠痛风

研究表明，在痛风发作时，绝大多数患者的血尿酸值处于偏高状态。这充分说明，高尿酸血症是引发痛风的最主要因素，但是高尿酸血症≠痛风。

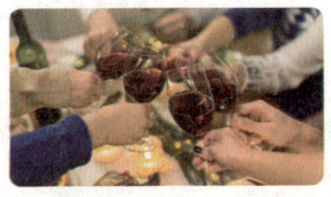

首先，单次血尿酸升高并不意味着就是高尿酸血症。因为诸多因素会导致血尿酸暂时上升，比如饥饿、饮酒、食用高热量与高嘌呤食物，以及服用噻嗪类、氨苯蝶啶等利尿剂，还有小剂量阿司匹林等药物均会引发短暂的血尿酸高升。只要消除这些影响因素，血尿酸水

第一章 什么是痛风

平就可能恢复正常。

其次,持续的高尿酸血症虽常与痛风关联,但也并非必然引发痛风。当体液中的尿酸盐长期处于较高水平时,在劳累、酗酒、饮食不规律或局部受凉等因素刺激下,体液中溶解的尿酸盐很容易达到饱和状态,进而形成结晶,并在关节、肾脏及其他人体组织中沉积。

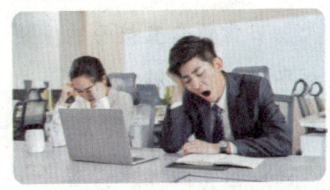

因此,若检查发现尿酸值偏高,即便此时尚无明显症状,也务必及时调整生活方式,努力降低尿酸水平。尤其是30岁以上的男性,更应定期检测尿酸值。

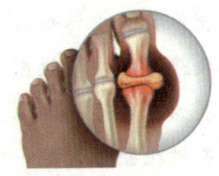

痛风的危害及病因

提到痛风,人们通常会心生畏惧,但痛风具体有哪些危害,或许很多人并不十分清楚。那么,痛风究竟对患者有哪些危害呢?下面为您详细介绍。

痛风对人体具有广泛的危害性。如痛风可导致尿酸盐在关节及关节周围组织以结晶形式沉积,进而引发痛风性关节炎;长期的高尿酸血症、尿酸盐沉积会产生慢性炎症反应,形成异物结节,即所谓的痛风石,尿酸盐沉积于肾间质，可引发慢性间质性肾炎，即痛风性肾病，最终可能由慢性尿酸血症发展为尿毒症。痛风还可引起急性梗阻性肾病，即急性尿酸性肾病。此外，由于痛风导致尿酸盐沉积，患者肾结石的发生率比正常人高。

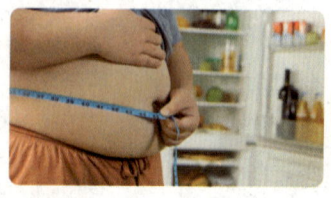

痛风并非孤立的疾病，常常与肥胖症、高脂血症、2型糖尿病、高血压病、动脉硬化和冠心病等相伴出现。这些疾病背后的发病机制存在共通点——都以胰岛素抵抗为核心病因，在医学上，它们被统称为"代谢综合征"。高尿酸血症和痛风正是代谢综合征的典型表现形式之一。值得警惕的是，对于年长的痛风患者而言，心血管疾病是比肾功能不全更主要的死亡原因，这也凸显了全面认识痛风病因、综合管理疾病的重要性。

痛风的发生与尿酸代谢失衡密切相关，具体病因可以从三个维度解读：

1. 外源性嘌呤摄入过量。

日常饮食直接影响尿酸水平。动物内脏、海鲜、浓肉汤以及黄豆、绿豆等豆类，都属于高嘌呤"大户"。长期大量食用这些食物，会使体内嘌呤含量"爆表"。而嘌呤在体内经过代谢转化为尿酸，最终导致血尿酸水平飙升，大大增加痛风发作

第一章 什么是痛风

的风险。

2. 内源性嘌呤代谢紊乱。

人体细胞内的核酸分解也会产生嘌呤。当体内关键代谢酶出现异常,就像"失控的生产线",会加速内源性嘌呤的合成。例如,次黄嘌呤-鸟嘌呤磷酸核糖转移酶(HGPRT)部分缺乏时,人体回收利用嘌呤的"补救合成"途径受阻(类似于工厂无法循环利用生产原料),更多嘌呤只能被转化为尿酸。此外,白血病、多发性骨髓瘤等血液系统疾病,由于大量细胞快速增殖、死亡,核酸分解代谢剧烈增强,同样会让尿酸产量大幅增加。

3. 尿酸排泄通路受阻。

肾脏是尿酸排泄的"主通道",一旦这条通道出现问题,尿酸就会在体内堆积。慢性肾小球肾炎、多囊肾等肾脏疾病,会直接损伤肾脏对尿酸的滤过、重吸收和分泌功能;而高血压、糖尿病如果长期控制不佳,引发肾脏血管病变和肾实质损害后,也会间接阻碍尿酸排泄。此外,一些常用药物也可能成为"帮倒忙"的因素,比如用于降压的噻嗪类利尿剂(如氢氯噻嗪),它们会抑制肾小管对尿酸的分泌,导致尿酸排泄不畅,进一步加重体内尿酸蓄积。

痛风患者的饮食调理要点

从上一节,我们了解到了痛风的主要病因,那么痛风患者能做些什么？首先，可以从饮食调理方面做到以下几点。

亲近低嘌呤食物，慎食中、高嘌呤食物

嘌呤代谢紊乱是痛风发生的根源。痛风患者有必要大致了解一下食物中的嘌呤含量，这有助于在一日三餐中规避高嘌呤类食物的摄入。

一般来说，正常的饮食每日摄入的嘌呤量为800毫克左右，食物按嘌呤含量分高、中、低三类。我们把每100克食物中嘌呤含量小于25毫克的食物称为低嘌呤食物，25～150毫克的称为中嘌呤食物，大于150毫克的称为高嘌呤食物。因此，痛风患者应控制黄豆、啤酒、动物内脏等高嘌呤食物的摄入，适当食用鸡肉、鸭肉、牛肉等中嘌呤食物，合理食用大麦、小米、鸡蛋、柠檬等低嘌呤食物。

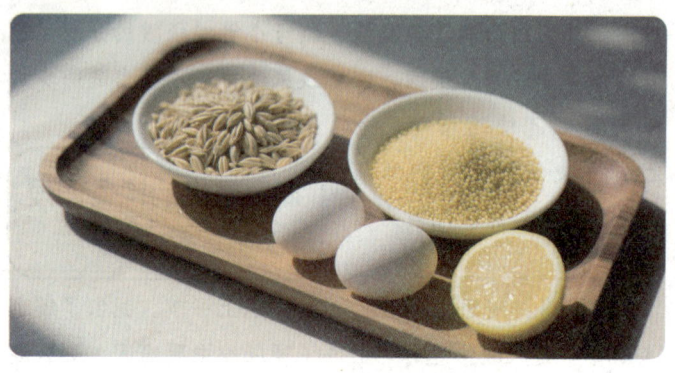

控制总热量，让体重指数回归正常

肥胖的人易发生高尿酸血症和痛风，而体重与高尿酸血症存在明显关联。肥胖引发高尿酸血症可能与体内内分泌功能紊乱有关，并非肥胖本身直接导致。在高尿酸血症患者中较瘦者仅占2.6%。临床资料表明，大多数痛风患者超重或肥胖，但也有少部分较瘦的人会患上痛风。有报道显示，痛风患者中肥胖症者约占一半。最近的研究表明，人在青年时期体重增加得越多，将来发生痛风的风险性就越大。有研究表明，35岁时的体重指数与痛风的发病率有明显相关性，较瘦男性的发病率较低，而较肥胖男性的发病率较高。这表明体重增加是痛风发生的危险因素，但其发生的确切机制尚不明确。

减肥的窍门

1. 合理安排饮食。提及减肥，人们往往认为只要少吃即可。实际上，为维持生命、保持体力，人体每日仍需摄取必要的营养。要达到减肥目的，首先要把规定量的食品每日分3顿进食。初始阶段可从一日8400千焦开始。对于减肥前食量较大的人而言，这个能量摄入也足以实现减肥目标。

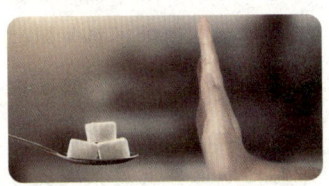

若一开始就大幅减少热

量摄入,身体可能难以承受。减肥的关键在于合理安排饮食,尤其要依据自身体重控制好米饭、面条等碳水化合物的摄入量。若完全不吃主食,会让人产生饥饿感,进而在不知不觉中吃零食,最终可能导致能量过剩,反而无法达到减肥效果。

2.选择泡发食品,增加饱腹感。海藻、木耳等食品几乎不含能量,将其作为饮食的一部分,不仅能增加饱腹感,而且它们还含有丰富的维生素和矿物质,能促进肠道蠕动,有助于预防和缓解便秘。烹调时不要使用过多的盐和油,以免食物味道过重。只要自身加以注意,并持之以恒,就能养成良好的饮食习惯,从而取得较好的改善效果。

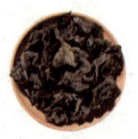

如何通过改变生活方式来减肥?

肥胖与痛风密切相关,通过改变生活方式来减肥非常重要。肥胖病人在生活中应注意以下几个方面。

1.一日三餐要定时定量,除此之外的其他时间尽量不进食。务必改掉吃零食的不良习惯,特别是在看电影、电视、书报或者与朋友聊天时,避免食用瓜子、花生、糖果之类的零食。

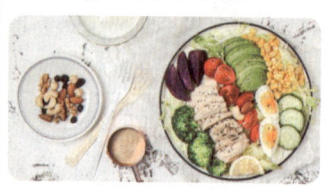

第一章 什么是痛风

2.放慢进食速度，饱腹感常在进食后20分钟左右出现，且与食物摄入量的多少并无明显关联。若在这段时间内快速进食，在饱腹感来临之前就可能已摄入了过多食物。因此，减慢进食速度，仔细品味每一口食物，常能避免过度进食。进餐时要细嚼慢咽，最好吃到七八分饱。吃饱后可在室内外稍作走动，不要立即上床睡觉。

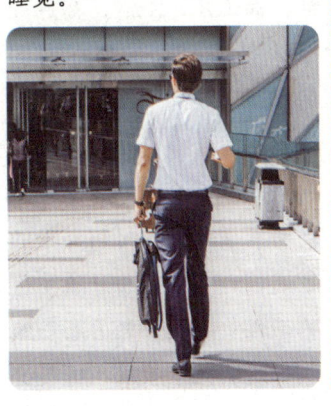

3.适当进行有规律的体育锻炼，有助于减轻体重。建议上下班时提前一两站下车，步行一段路程；如果路程不算太远，最好选择步行或骑车出行。遇到上下楼的情况，应尽量不乘坐电梯，选择步行上下楼。

4.保持心情舒畅，保证睡眠的质量和时长。

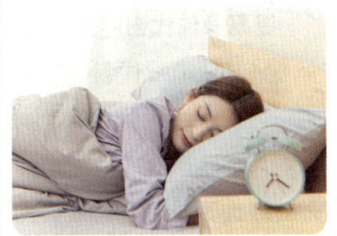

5.进行自我监测，记录饮食日记和生活日记，客观地对自己的日常生活习惯进行分析。主要从饮食和运动两方面详细记录每日无意识的习惯性行为，从中发现潜

在的导致肥胖的因素。每周设定改变坏习惯的目标,并对目标的完成情况进行自我评价。

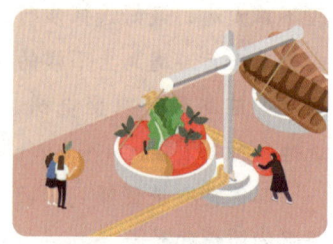

提高身体代谢能力,加速嘌呤代谢

体重增加和体力活动减少常常是痛风和2型糖尿病发生的重要诱因,也是引发高脂血症及冠心病等疾病的诱因。长期有规律的体育锻炼具有以下几方面作用。

1.可以增加能量消耗,减少脂肪堆积,进而减轻体重。身体运动时肌肉活动量增大,能够消耗摄入的过多能量。一般情况下,即使是较为轻微的体力劳动,也能使机体多消耗10%~20%的能量。运动还能调节大脑皮质的活动状态,增进神经系统功能,增强内分泌系统调节能力,促进脂肪分解。

2.增强胰岛素敏感性,减轻胰岛素抵抗性。近来的研究发现,2型糖尿病、糖耐量减低、冠心病、高脂血症、高血压、肥胖、高尿酸血症等疾病,均存在共同的发病机制——胰岛素抵抗,上述疾病群也被称为胰岛素抵抗综合征。长期适量运动可增加细胞对胰岛素的敏感性,增强脂肪细胞中酶的活性,消耗过剩的脂肪组织,达到减肥效果,进而提

第一章　什么是痛风

高细胞膜上胰岛素受体的敏感性，实现降糖、降脂的目的。

3.通过影响食欲来减少食物的摄入量。体育锻炼可使5-羟色胺的水平升高，从而抑制食欲，减少能量的摄入。此外，锻炼还可以增强胃肠蠕动，减少腹胀、便秘等常见的消化道症状。

4.降低血脂水平。体育锻炼可降低血中极低密度脂蛋白、低密度脂蛋白、胆固醇、三酰甘油、胰岛素和血尿酸水平，有利于预防心血管并发症的发生。

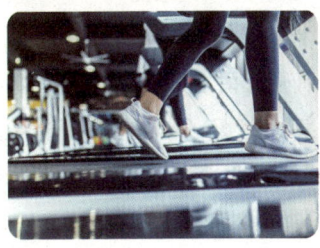

5.提升精神效能。运动能够让人精神爽快，消除精神紧张状态，起到镇静作用，减轻病人在限制饮食过程中的负面情绪影响。运动还可以改善血液循环系统的功能，降低血压，增强心肺功能。特别是长期定量定时的运动，可提高患者的工作能力，增强他们生活的信心，帮助他们养成良好的生活习惯。

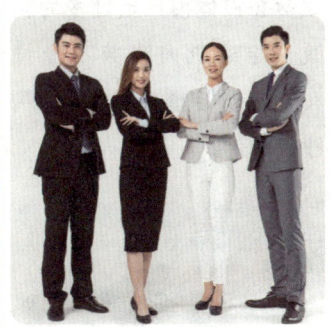

体育运动分为无氧运动与有氧运动。

无氧运动是指人体肌肉在无氧供能代谢状态下进行的运动。但日常中我们所认为的无氧运动是指肌肉在"缺氧"的状态下高速剧烈的运动。无氧运动的最大特征是运动时氧气的摄取量非常低。由于速度过快及爆发力过猛,人体内的糖分来不及经过氧气分解,而不得不依靠"无氧供能"。这种运动会在体内产生过多的乳酸,导致肌肉疲劳不能持久,运动后感到肌肉酸痛,呼吸急促。

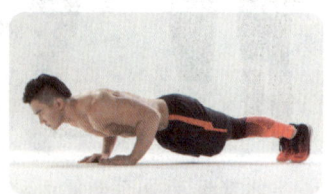

有氧运动是通过运动中的呼吸,有效地吸入氧气,并产生能量的运动。其特点是持续时间长,能增强耐力,消耗多余的脂肪,且不易疲劳。适当的体育运动对痛风患者有益,可预防痛风发作,减少内脏脂肪,减轻胰岛素抵抗性。

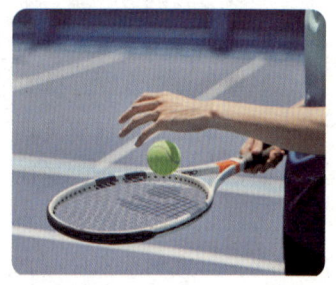

运动种类以散步、游泳、打网球、健身运动等耗氧量大的有氧运动为佳。如果选择散步,建议一天以10000步为目标;稍微快步走则以1分钟100步左右为

第一章 什么是痛风

宜。剧烈运动可能会使有氧运动转变为无氧运动，导致血尿酸、血乳酸增高，进而抑制肾脏对尿酸的排泄。无氧运动不能长时间持续进行，它主要消耗糖类，几乎不消耗脂肪，因此痛风患者要尽量避免无氧运动。

但是，痛风患者在进行体育锻炼时需要注意以下几点。

1.在安排体育锻炼之前，务必请医生进行相关项目的检查。通过检查结果来判断自己是否适合进行体育锻炼，以及适合何种性质的锻炼。

2.运动能够促使人体肌肉力量增强、关节活动幅度增大以及改善内脏功能，而这些过程都是循序渐进的，所以运动贵在坚持。患者要坚持进行数月、数年，乃至终生体育锻炼，如此才能取得较好的防治效果。

整个治疗过程应做到有计划、有步骤、有系统地推进。间断而毫无规律的体育锻炼，是绝不可能达到预期效果的。

3.体育锻炼的运动量要适中，切不可过度。过度的体力消耗会使体内乳酸生成量增多。而乳酸会抑制肾脏排泄尿酸，导致血尿酸升高，甚至可能引发痛风性关节炎发作。

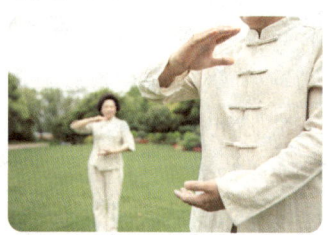

4.当痛风发作时,应立即停止体育锻炼。即使是比较轻微的关节炎发作,也应暂时中止锻炼,直到身体完全恢复后,再考虑重新开始锻炼。

多食含钾、钙、镁等元素多的食物,控制痛风

对于痛风患者而言,尿酸在尿中的溶解性与尿pH值密切相关。pH值升高时,尿酸的溶解性增加,这有利于尿酸排出体外。所以高尿酸血症或痛风患者应多摄入富含钾、钙、镁等营养素的食物,以此提高尿液pH值,促进尿酸排泄。同时,要适当限制食用富含磷、硫、氯等元素的食物,以免影响尿酸的排出。

影响尿酸的食物简述

宜吃:富含钾、钙、镁、钠等微量元素的食物。

苹果:苹果的升糖指数较低,富含维生素和矿物质。其中的胶质和微量元素铬有助于维持血糖的稳定,还能有效降低血胆固醇。因此,苹果较适合糖耐量异常的痛风并发糖尿病患者食用。

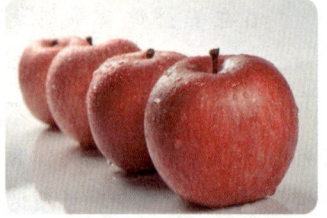

香蕉:香蕉是低热量、低脂肪、低胆固醇的食物,有利于减肥降脂,较适合痛风并发肥胖症、高脂血症的患者食用。香蕉中富含钾元

素，能促进尿酸排出体外，减少尿酸沉积。不过，痛风并发肾病患者不宜过多食用。

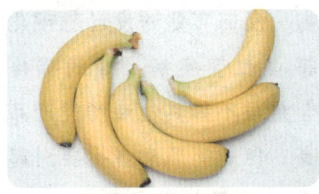

牛奶：牛奶含有大量的维生素B_2，可以促进皮肤的新陈代谢。它富含钙及其他矿物质，能够为痛风患者补充充足的钙质，增强人体免疫力。同时，牛奶还能促进尿酸排泄，适合痛风患者食用。

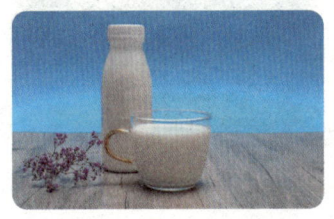

莲藕：莲藕富含铁、钙等微量元素，具有明显的补益气血、增强人体免疫力的作用。此外，莲藕还含有大量的单宁酸，有收缩血管的功效，可用于止血。痛风急性期、间歇期与慢性期的患者可适量食用。

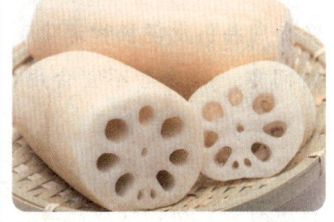

白萝卜：白萝卜中的膳食纤维含量是颇为可观的，膳食纤维可以促进肠胃蠕动，有效消除便秘，起到排毒作用，从而促进体内尿酸的排出，可改善痛风患者的症状。

少吃或不吃：含磷、硫

氯等微量元素较多的食物。

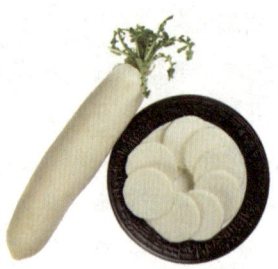

牡蛎：牡蛎性寒凉，过多食用易引发便秘和消化不良问题。脾虚者不宜食用，易出血者也不宜食用。从中医角度来说，痛风患者多与脾虚有关，所以痛风患者应少吃或不吃牡蛎。

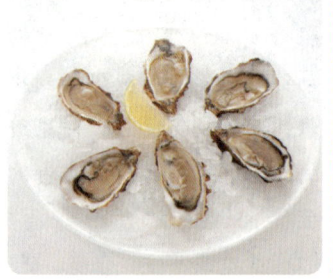

虾：虾的胆固醇含量较高，适量食用有助于预防动脉硬化。然而，过多食用虾容易使体内胆固醇含量升高，反而可能诱发动脉硬化等心血管疾病。虾的嘌呤含量虽不如其他海鲜类产品高，但是痛风患者也要引起重视，应少吃或避免食用。此外，虾具有补肾壮阳的功效，属于温补食物，而痛风患者通常属于素体阳亢型体质，食用虾后可能会对病情不利。

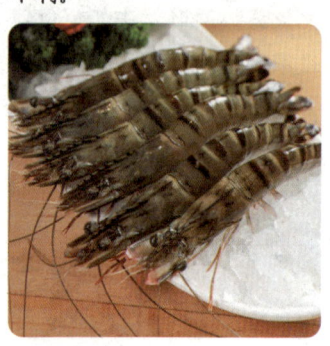

第二章 饮食之宜

谷物、豆类

大米

【食疗作用】

大米具有补中益气、养胃滋阴、清肺解热、大补虚劳等功效,大米中富含的维生素E具有消融胆固醇的辅助作用。此外,大米含有蛋白质、糖类、钙、磷、铁、维生素B等营养成分,其所含的蛋白质为优质蛋白,可使血管保持柔软、降低血压。

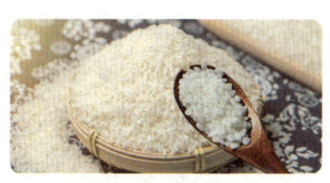

【应用指南】

1.适用于痛风急性发作时食用:大米60克,黑米30克。先将大米、黑米洗净并浸泡,然后放入沸水中煮成粥食用。此粥可健脾滋肾,有利于肾脏对血尿酸的代谢,且易于消化,能为痛风患者提供丰富的能量和B族维生素。

2.适合痛风时期食用：将南瓜洗净，去皮去籽后切成块；大米洗净，放入锅中，加入南瓜和适量水，大火煮沸后转小火煮成粥。

3.改善痛风状况：将大米洗净，放入锅中加适量水煮成米粥，然后再加入适量核桃仁，焖熟即可食用。

4.调养气血虚：将大米和花生米洗净，浸泡2小时后放入锅中，加入适量水和大枣，大火煮沸后转小火煮成粥，最后加入木糖醇搅拌均匀即可。

【食谱推荐】

大米冬瓜粥

材料：大米30克，冬瓜60克。

做法：

1.先将大米洗净放入锅中。

2.把冬瓜洗净，去皮去籽后切块，放入锅中。

3.在锅中加入适量的水，大火煮沸后改小火慢熬，直至米熟瓜烂即可。

功效：清热解毒，降低血压，有助于尿酸排出。

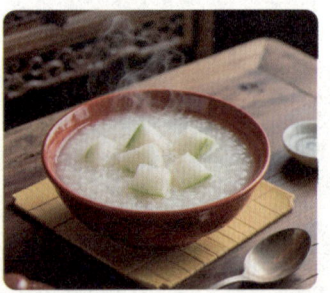

小麦

【食疗作用】

小麦性凉，味甘，具有养心安神、祛除烦躁等功效。小麦中含有植物固醇，这种物质在一定程度上有助于预防动脉血管硬化，对维持血管健康有积极作用。而且小麦中的嘌呤含量较低，适合痛风患者食用。

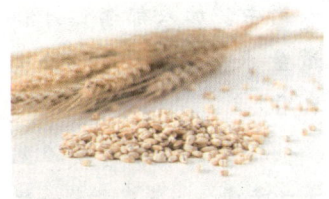

【应用指南】

一般来说，痛风、心脏病、易出虚汗等人宜食。

【食谱推荐】

玉米生菜包

材料：生菜60克，玉米汁适量，面粉300克，白糖10克，酵母3克，油、盐各适量。

做法：

1. 生菜洗净切末，加适量油、盐拌匀备用。

2. 面粉、白糖、酵母混合，倒入玉米汁搅拌成絮状，揉成光滑面团。

3. 发酵好的面团排气，搓条分小剂子，擀成面皮，包入生菜馅捏褶收口。

4. 包子放入垫蒸笼布的蒸盘，间隔摆放，醒发15~20分钟后，大火烧水，水开转中火蒸12~15分钟，关火焖3~5分钟后出锅。

功效：本品嘌呤含量较低，还具有滋阴补肾、补脾和胃的功效，适用于痛风患者，可以促进尿酸的排出。

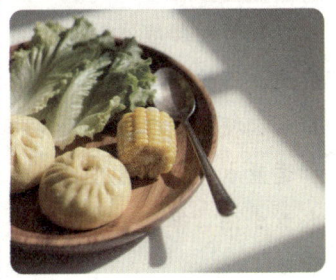

薏米

【食疗作用】

薏米含有蛋白质、脂肪、碳水化合物、维生素B、薏米酯和薏米油，具有利水渗湿、解热、健脾止泻、除痹、排脓等功效，还能增强人体免疫功能。

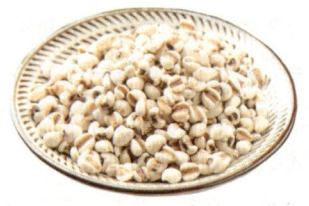

【应用指南】

1. 针对脾虚水肿、风湿痹痛、四肢拘挛的情况：将薏米和粳米洗净，放入锅中加适量水，大火煮沸后转小火煮成粥，每日2次，连服数日。

2. 改善水肿、排尿不利、喘息胸闷的状况：将郁李仁洗净、研烂，煎水取汁；把200克薏米洗净，放入锅中，加入郁李仁汁和适量水，煮成粥，分2次食用。

3. 用于排毒：将60克薏米洗净，与6克紫草一起放入锅中，加适量水，煎成药汤，分2次服用，连服4周。

【食谱推荐】

银耳大枣薏米粥

材料：银耳30克，大枣5枚，薏米50克，大米30克。

做法：

1. 将银耳洗净，泡发后撕成小朵；大枣洗净。

2. 薏米和大米洗净，放

入锅中,加适量水,再加入银耳、大枣,大火煮沸后转小火煮成粥。

功效:本品具有健脾利湿、和胃的功效,适用于脾胃虚弱、贫血、水肿等患者。

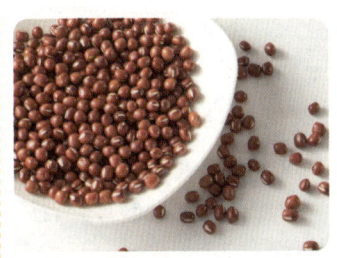

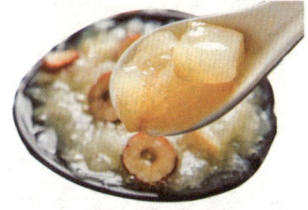

红豆

【食疗作用】

红豆具有消肿解毒、轻身减肥等功效。其含有一种名为皂苷的物质,可以促进肠道蠕动,助力顺畅排便,对于心脏病、肾病引发的水肿,能起到一定的辅助改善作用。

【应用指南】

宜食人群:水肿、痛风、肥胖症患者等。

忌食人群:久病、体瘦、阳气衰微患者等。

【食谱推荐】

红薯红豆汤

材料:红薯150克,红豆50克。

做法:

1. 先将红薯洗净去皮,切成小块备用。

2. 将红豆洗净后,用清水浸泡3小时备用。

3. 锅置于火上,加入适

量水，先放入红豆，用大火煮开后转中火；待红豆七成熟时，加入红薯块继续煮，直至全熟即可食用。

功效：消肿解毒，利尿除湿。

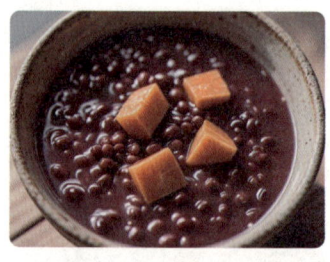

小米

【食疗作用】

小米具有健脾、和胃、安眠等功效。小米富含蛋白质、脂肪、铁和维生素等营养成分，消化吸收率高，是适合幼儿的营养食品。它还富含人体必需的氨基酸，是体弱多病者的滋补保健佳品。此外，小米含有大量的碳水化合物，对缓解精神压力、紧张情绪以及乏力等状况有显著作用。小米的蛋白质包含谷蛋白、醇蛋白、球蛋白等多种类型。

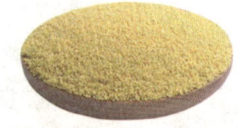

【应用指南】

1.适用于痛风症、心血不足：将50克小米洗净，放入锅中，加适量水，大火煮沸后转小火。煮至八成熟时打入1个鸡蛋，继续煮熟即可。

2.适用于痛风症：取适量小米研成细粉，用水和成丸，大小如梧桐子。每次取10～15克，以水煮熟，加入少许食盐。空腹连汤服下。

3.适用于气血不足、痛风症:将50克小米洗净,放入锅中,加适量水,大火煮沸后转小火煮成粥,加入木糖醇搅拌均匀即可。

4.适用于痛风症:小米30克,淮山药15克,大枣5枚。将小米淘洗干净,山药洗净,大枣去核洗净,然后一同放入锅中煮粥,煮至熟透即可食用。

【食谱推荐】

大米小米饭

材料:小米50克,大米100克,香菜叶适量。

做法:

1.将小米和大米分别淘洗干净,放入清水中浸泡一段时间。

2.将大米和小米一起放入饭锅中,加适量水,煮成饭。

3.将煮好的饭装入碗中,取少量香菜叶修饰,即可食用。

功效:本品以低嘌呤的小米和大米为主料,具有补中益气、健脾益胃的功效,其中小米含色氨酸,可辅助改善轻度失眠,适合痛风合并体质虚弱、脾胃不佳或睡眠质量差的患者作为日常主食。

温馨提示:小米性凉,虚寒体质者若食用小米粥,可加入1~2片生姜调和;制作大米小米饭时,生姜非必需,可根据个人口味选择。

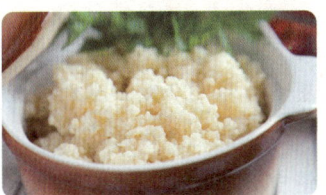

玉米

【食疗作用】

玉米具有开胃益智、宁心活血、调理中气等功效，还能降低血脂。玉米富含蛋白质、脂肪、糖类、胡萝卜素、B族维生素、维生素E以及丰富的钙、铁、铜、锌等多种矿物质。

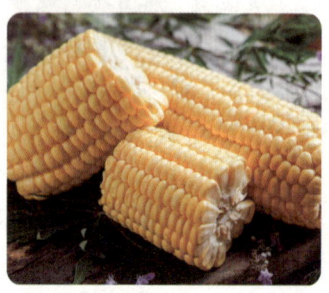

【应用指南】

1.适用于痛风症、便秘患者：取100克玉米粒，先用凉水浸泡3小时，再放入锅中，加适量清水，用慢火炖烂，然后加入适量白薯块，共同煮汤，直至白薯块熟烂即可。

2.适用于痛风症、抵抗力差者：玉米、胡萝卜各适量。将玉米洗净切成块，胡萝卜洗净去皮切块；将两种材料放入锅中，加适量水，大火煮沸后转小火煮成汤，加盐调味即可。

3.适用于痛风患者：将适量玉米粒洗净，放入炒锅中煸炒，五分熟时加入松子仁，炒至熟透即可。

4.适用于痛风、脾胃虚弱者：将适量玉米粒洗净；大米100克洗净后放入锅中，加入玉米粒和适量水，大火煮沸后转小火煮成粥，最后可根据个人口味加入少量盐。

【食谱推荐】

烤玉米棒

材料：玉米棒3根，植物油、盐、葱花、辣椒圈各适量。

做法：

1. 将玉米洗净，沥干。

2. 烤炉生火，待火烧旺后，放上玉米，在玉米表层刷上一层植物油，烤至七分熟时，撒上盐，继续烤至熟透。

3. 撒上葱花和辣椒圈即可食用。

功效：本品具有消食健胃、调中益气、降低血脂、延缓衰老等功效，适用于高血压、高脂血症、便秘等患者。

温馨提示：玉米棒可直接煮食，玉米粒可用于煮粥、炒菜或加工成副食品。

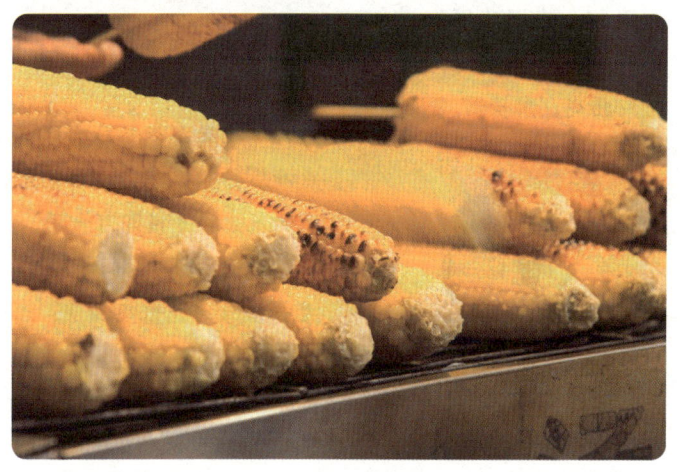

蔬菜类

冬瓜

【食疗作用】

冬瓜富含矿物质、维生素,冬瓜中含有脂肪、瓜氨酸、不饱和脂肪酸、油酸等。冬瓜具有清热解毒、利水消肿、减肥美容的功效。此外,冬瓜对慢性支气管炎、肠炎、肺炎等感染性疾病有一定的调理作用。

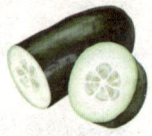

【应用指南】

1.适用于高血压、高血糖、肾病患者:将适量冬瓜去籽洗净,放入锅中,加适量水,大火煮沸后转小火煎煮成汤,最后可加入适量蜂蜜,搅拌均匀即可饮用。

2.适用于慢性肾炎、痛风患者:将冬瓜500克洗净,去皮去籽,切成条状;鲫鱼洗净,放入煎锅中,用植物油将鲫鱼先煎至两面金黄,加适量水和冬瓜,大火煮沸后转小火煎煮成汤,最后加入盐和味精即可食用。

3.适用于水肿者:将冬瓜皮100克、玉米须30克、白茅根30克分别洗净,放入锅中,加适量水,大火煮沸后转小火煎煮成汤,每日服用3次。

4.适用于高血压、肝阳上亢、头痛眼花者：将冬瓜500克洗净，去皮去籽，切成块；胡萝卜洗净去皮，切成小块；锅中加水，烧沸后放入冬瓜和胡萝卜，加入少许植物油，用小火慢慢煎煮，熟后加盐调味即可，每日2次。

【食谱推荐】

冬瓜汤

材料：冬瓜适量，苦瓜少量。

做法：

1. 将冬瓜去皮洗净，去籽后切成小块；苦瓜洗净去籽，切成小块。

2. 锅中加水，煮沸后加入冬瓜和苦瓜，再加盐和油，转小火慢慢煎煮成汤。

3. 装碗即可食用。

功效：本品具有清热解毒、去水消肿、降低血糖的功效，适用于高血压、高血糖、水肿、痛风的患者。

温馨提示：脾胃虚弱、肾脏虚寒、久病滑泄、阳虚肢冷者不宜食用冬瓜。

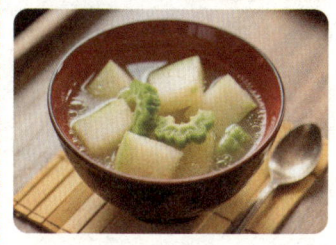

黄瓜

【食疗作用】

黄瓜性味甘寒，利热利水，可以帮助人体排出多余尿酸。并且黄瓜中含有丙醇二酸，可以抑制糖类转化成脂肪，对降低胆固醇也有一定的作用，适合痛风患者食用。

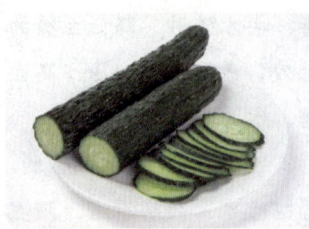

【应用指南】

宜食人群：糖尿病、高血压、便秘、肥胖、痛风患者等。

忌食人群：脾胃虚弱、肺寒咳嗽者。

【食谱推荐】

金针菇拌黄瓜丝

材料：金针菇200克，黄瓜200克，蒜、葱、醋各10克，盐、白糖、橄榄油各5克，花椒2克，植物油适量。

做法：

1.先将金针菇去除根蒂，洗净后焯熟，捞起晾干备用；黄瓜切成丝备用；再将蒜、葱切成末备用。

2.将醋、盐、白糖、橄榄油、蒜末、葱末一起放入碗中拌匀成料汁。

3.锅内倒入油，油热后放入花椒炒香。

4.将金针菇、黄瓜丝放入盘中，放入调好的料汁以及炒香的花椒油，拌匀即可食用。

功效：金针菇能够促进新陈代谢，与黄瓜一起凉拌食用，可以减少脂肪的摄入，并且对调节血脂也有一定的作用。

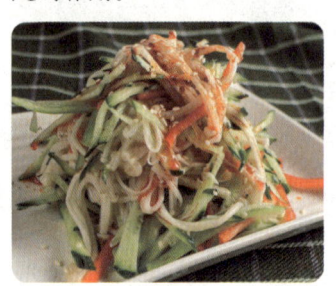

南瓜

【食疗作用】

南瓜具有润肺益气、化痰、消炎止痛、降低血糖等功效。南瓜富含蛋白质、淀粉、糖类、胡萝卜素、维生素B_1、维生素E、维生素C和膳食纤维，以及钾、磷、钙、铁、锌等，可减少粪便中的毒素对人体的危害，有助于预防结肠癌的发生，对高血压也有一定的调节作用。另外，南瓜中胡萝卜素的含量较高，有助于保护眼睛。

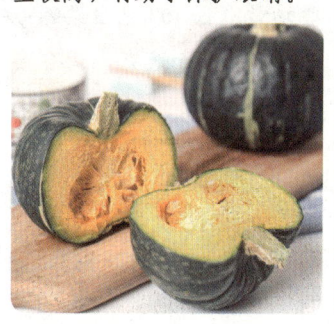

【应用指南】

1.适用于痛风、便秘患者：南瓜适量，大米、花生若干。将南瓜切成小块，随后与洗净的大米、花生一起放入豆浆机打碎，制成南瓜浆即可。

2.适用于痛风并发肥胖患者，可消毒消炎：南瓜200克洗净去皮，切块；炒锅置于火上，加适入量植物油烧热，放入南瓜炒熟，加盐和味精调味即可。

3.适用于痛风、中暑者，可生津止渴：将适量南瓜去皮切成小块备用；将南瓜块放入锅中，加水，大火煮沸后转小火，煮至南瓜糯软即可。盛出后按个人口味添加适量糖或蜂蜜，待冷却后放入冰箱，随时取饮。

4.适用于脾胃虚弱,营养不良:将100克南瓜去皮,洗净切细备用;50克大米淘净,放入锅中,加适量清水煮粥,待沸时放入南瓜,至粥熟时,加入食盐调味服食。

【食谱推荐】

清蒸南瓜

材料:南瓜适量。

做法:

1.将南瓜洗净,去皮去籽,切成小丁,放入碗中。

2.锅中加入适量清水煮沸,再将盛有南瓜的碗放入锅中隔水蒸熟即可。

功效:本品具有润肺益气功效,适用于高血压、眼睛干涩、便秘等患者。

温馨提示:有脚气、黄疸、时病疖症下痢胀满、产后痧痘、气滞湿阻病症的患者不宜食用。

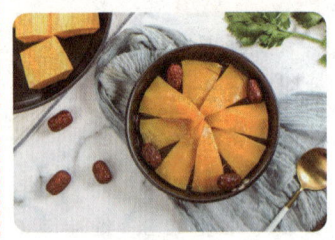

白菜

【食疗作用】

白菜性平,味苦、辛、甘,又名"黄芽菜"。白菜中含有丰富的维生素和矿物质,有清热除烦、益胃生津等功效。每100克白菜嘌呤含量仅有5.5毫克,适合痛风患者食用。

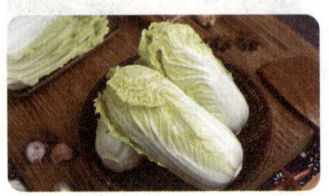

【应用指南】

宜食人群:高血压、糖尿病、痛风、口腔溃疡患者等。

忌食人群:畏寒者。

【食谱推荐】

木耳炒白菜

材料:木耳20克,白菜250克,盐3克,水淀粉15克,生抽10克,食用油适量。

做法:

1. 先将木耳用水泡发,撕成小块,洗净备用;再将白菜洗净切片备用。

2. 炒锅内倒油,油热至六成熟,放入白菜片煸炒至发蔫,再放入木耳继续煸炒。

3. 放入生抽调料,炒至八分熟后放入盐,再稍微翻炒两下,倒入水淀粉收汁即可食用。

功效:木耳炒白菜富含丰富的膳食纤维,能够降低血液中的胆固醇,有助于预防痛风,也能促进肠胃蠕动,起到减肥的作用。

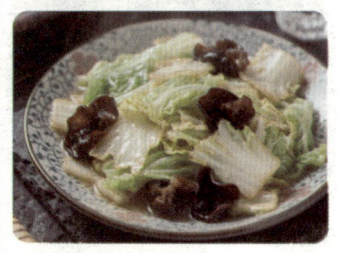

茄子

【食疗作用】

茄子含有蛋白质、多种维生素、脂肪、糖类以及矿物质等营养成分。茄子具有活血化瘀、清热消肿、宽肠之效,适用于肠风下血、热毒疮痈、皮肤溃疡等症状。茄子含有的黄酮类化合物具有抗氧化功能,防止细胞癌变,同时降低血液中胆固醇含量，有助于预防动脉硬化，还可调节血压，保护心脏。

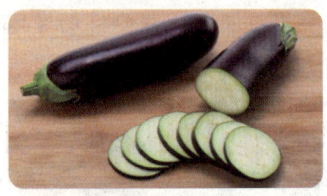

【应用指南】

1.适用于痛风、便秘、痔疮患者：先将200克茄子洗净，切成小块。置锅于火上，加油烧至七成热，倒入茄子块后不断煸炒至熟，再加少许精盐和味精调味即可。

2.改善雀斑：将新鲜的茄子洗净切成小片，在脸部有雀斑的位置擦拭，直到皮肤擦红为止。

3.适用于咳嗽者，可润肺止咳：将60克茄子洗净，切成小块，放入锅中，加少量水煮熟。待温后加入适量的蜂蜜即可。

4.适用于高血压、心脏病、痛风症患者：将400克茄子去皮洗净，切成块，放入锅中干煸一下后捞出；50克柿子椒去籽去蒂；100克西红柿洗净，切成块。油热后放入茄子翻炒，加适量清水煮沸，倒入西红柿和柿子椒，加入调料，烧熟即可。

【食谱推荐】

蒜蓉蒸茄子

材料：茄子400克，盐、橄榄油各5克，葱、蒜各10克，红辣椒20克。

做法：

1.葱、蒜切末备用，红辣椒切丁备用。

2.将茄子洗净，切开，放入盘中。

3.锅中放橄榄油烧热，

加入切好的蒜末、葱末、红辣椒丁爆香,加入盐,调成料汁。

4.将爆香后的料汁浇在茄子上,放入蒸笼,蒸10分钟即可食用。

功效:蒜蓉蒸茄子可以软化血管,有助于预防高血压及痛风。

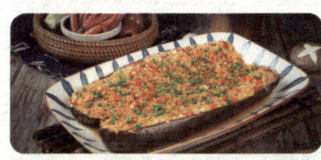

土豆

【食疗作用】

土豆富含碳水化合物,有丰富的膳食纤维,还含有蛋白质、脂肪、维生素B_1、维生素B_2、维生素C以及矿物质钙、磷、铁等,并且含有丰富的钾盐。土豆具有和胃调中、健脾益气、补血强肾等多种功效,帮助通便,并能增强机体免疫力。

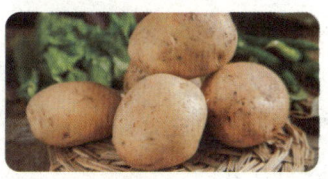

【应用指南】

1.适用于大便不通、痛风患者:将土豆120克洗净,去皮,切碎捣烂,放入锅中蒸熟,加入少许蜂蜜调匀。每次2匙,用开水冲服,空腹服用。

2.适用于肥胖者和痛风者:将土豆洗净,去皮,放入锅中,加适量清水,先用大火煮沸,再转小火煮至熟透,捞起放入盘中,食用时将土豆蘸上醋即可。

3.适用于体内毒素太多者、痛风者:将土豆切丝,用白水煮熟后捞起，把土豆丝、盐、味精、香油放入碗中拌匀即可。

【食谱推荐】

土豆泥

材料：土豆200克，芹菜叶少许。

做法：

1. 将土豆洗净。

2. 把土豆放进蒸锅中蒸熟，然后放入碗中，去皮后用汤匙压成泥。

3. 在土豆泥上加上洗净的芹菜叶做装饰即可。

功效：本品具有和胃调中、健脾益气的功效，适用于便秘、心脑血管疾病等患者。

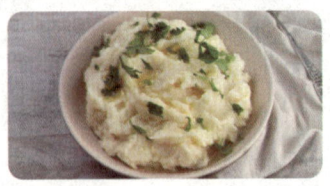

芹菜

【食疗作用】

芹菜性凉，味甘、辛。芹菜中含有大量的膳食纤维、钾等成分，能润肠通便，调节钠钾平衡，促进尿酸排出。芹菜中还含有芹菜苷、佛手苷内酯和挥发油，具有平肝清热、祛风利湿、降压降脂的功效。

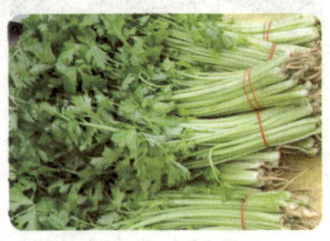

【应用指南】

1. 安神补血，软化血管：土豆200克，芹菜30克。芹菜洗净去叶切段，土豆洗净去皮切丝；油锅热，下蒜末爆香,加入土豆翻炒,淋上生抽和香辣酱,翻炒至八分熟;加入芹菜,翻炒至熟。

2.软化血管,降血压,降血脂:香干4块,芹菜100克,油、盐、白糖各适量。香干洗净切成丝,芹菜洗净切成段;锅中水烧开后加入芹菜杆,半分钟后加入芹菜叶;再加一小勺油,捞出芹菜沥干;热锅加冷油炒香干,八成熟时加入芹菜翻炒至熟,加盐、白糖翻炒均匀。

3.适用于高血压、眩晕头痛患者,可以软化血管:将300克芹菜洗净切段;苹果1个洗净,去皮去籽,切成块;将芹菜、苹果和适量水放入榨汁机中榨成汁,每日一杯。

4.适用于高血压、痛风患者:将400克芹菜洗净切段,100克大枣洗净,放入锅中,加适量水,大火煮沸,小火煮成汤,分次服用。

【食谱推荐】

芹菜汁

材料:芹菜适量,蜂蜜或白糖少许。

做法:

1.将芹菜洗净切段。

2.把芹菜放入榨汁机中榨成汁,倒入杯中搅拌均匀。

3.可根据个人口味加入蜂蜜或白糖,搅拌均匀即可食用。

功效:本品具有清热除烦、平肝、利水消肿、凉血止血的作用,适用于高血压、头痛、头晕、暴热烦渴等患者。

温馨提示：脾胃虚寒者、肠滑不固者不宜食用芹菜。芹菜的降压作用在炒熟后不是很明显，故生吃或凉拌效果更佳。

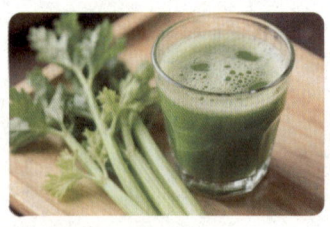

西蓝花

【食疗作用】

西蓝花性平，归肾、脾、胃经。它能健脾和胃，清热解毒，利尿通便。西蓝花中的矿物质较全面，钙、磷、铁、钾、锌、锰等含量丰富，比同属十字花科的花菜高出很多。此外，西蓝花作为高纤维蔬菜，能有效降低肠胃对葡萄糖的吸附，从而降低血糖。

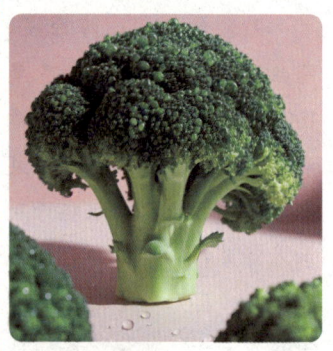

【应用指南】

1.适用于痛风、高血压、高脂血症患者：将适量西蓝花洗净，切成小朵；少许蒜去皮，切成蒜蓉。炒锅置于火上，加入植物油烧热，加入蒜蓉爆香，再加入西蓝花炒熟，加盐和味精调味即可。

第二章 饮食之宜

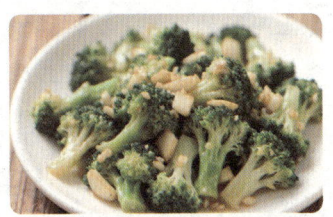

2.适用于痛风、高血压患者,有利于降压、降脂、利尿:将适量西蓝花洗净,切成小朵;茭白洗净,切成小片。炒锅置于火上,加入植物油烧热,加入西蓝花和茭白,炒至熟透后加盐调味即可。

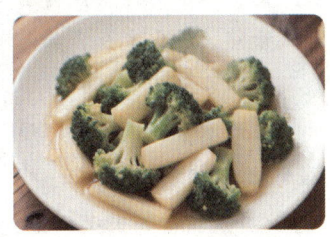

3.适用于痛风患者:将适量西蓝花洗净,切成小朵。锅中加水烧沸,加入西蓝花,焯水后捞起沥干。将植物油放入锅中加热,淋在西蓝花上,加入适量食盐即可食用。

【食谱推荐】

西蓝花炒胡萝卜

材料:西蓝花1个,胡萝卜1根,盐适量。

做法:

1.将西蓝花洗净,切成小朵;胡萝卜洗净去皮,切成小丁。

2.炒锅烧热,加入油,放入西蓝花和胡萝卜丁,加盐炒熟即可。

功效:本品具有降低血压、清肝明目、增进食欲的功效。二者均为低嘌呤食物,可减少尿酸升高风险;富含维生素、矿物质及膳食纤维,能促进代谢、增强免疫力并帮助尿酸排泄；水分含量高，利于增加尿量排出尿酸。

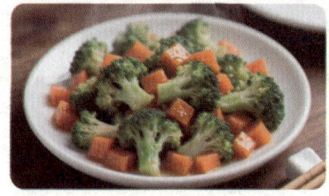

番茄

【食疗作用】

番茄性凉，味甘。番茄含有大量的矿物质，如钾、镁、钙等，适量食用有助于尿酸排出体外；其所含的黄酮类物质和胡萝卜素，具有显著的降压和降糖作用。常食番茄，有助于预防痛风并发高血压病、糖尿病。

此外，番茄还具有止血、降压、利尿、健胃消食、生津止渴、清热解毒、凉血平肝的功效。番茄富含番茄红素，是番茄中最主要的抗氧化成分。番茄红素可以降低患心血管等疾病的风险。

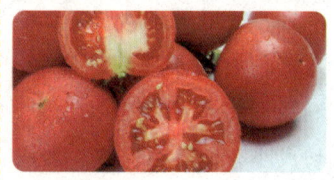

【应用指南】

1.适用于便秘、痛风患者：将番茄洗净，去皮切块。锅中加水，大火煮沸后加入番茄，小火煮熟，加入盐调味即可。

2.适用于食欲不振、痛风患者，有利于排尿：将300克番茄洗净，去皮切块；100克鸡蛋磕在碗中打散。把番茄放入炒锅中翻炒，然后加入鸡蛋，不断翻炒至番茄熟烂，加入适量糖和醋调味即可。

3.适用于痛风、视力下降者：将200克番茄洗净，去皮切块；适量土豆洗净去皮，切薄片。炒锅下油烧热，放入番茄爆炒3分钟，加盐和适量开水，滚开后加入土豆煮至熟透，加盐调味即可。

4.适用于贫血、痛风者：将番茄洗净，去皮切块；苹果洗净，去皮去籽切块。然后将两种材料放入榨汁机中榨成汁，倒入杯中，搅拌均匀即可饮用。一次喝完，每日饮用1～2次，长期坚持。

【食谱推荐】

番茄炒洋葱

材料：番茄100克，洋葱40克，蒜末、葱段各少许，盐2克，食用油适量。

做法：

1.将番茄洗净，切成小块；洋葱洗净，切成小片。

2.锅中倒油，放入蒜末爆香；加入洋葱片，快速炒出香味；倒入切好的番茄翻炒片刻。

3.加入少许盐调味，撒上葱段即成。

功效：本品有健胃消食、生津止渴、清热解毒、凉血平肝的功效，适用于消化不良、食欲不振、高脂血症、高血压等患者。

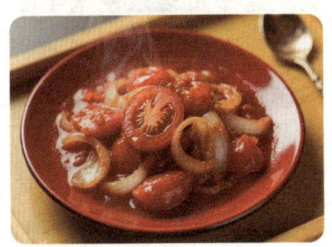

水果类

西瓜

【食疗作用】

西瓜性寒,味甘。西瓜属低嘌呤食物,每100克西瓜所含嘌呤仅为1.1毫克。其具有较强的利尿作用,适量食用对痛风患者有益。

【应用指南】

1. 清热降火,生津解暑:西瓜300克,莲子30克。莲子用温水浸泡半小时,西瓜去皮,将西瓜肉切成块状;淀粉加水调成淀粉浆备用;砂锅中加适量水,加入木糖醇和莲子;倒入淀粉浆,不停地用勺子搅拌,防止粘锅;汤汁熬到黏稠状,莲子可悬浮起来即可;盛入碗内,放入西瓜肉即可食用,冷冻后风味更佳。

2. 生津止渴,补虚开胃:酸奶250毫升,西瓜150克。将西瓜去籽去皮切块后,把酸奶和西瓜一同放入榨汁机中压榨成汁,然后倒入杯中即可。

3. 利尿,促进尿酸排出:西瓜200克,西红柿1个。西瓜去皮去籽切小块,西红柿去蒂切块(可去皮)。食材放入榨汁机,加少量凉白开(或不加),搅打至细腻即可。

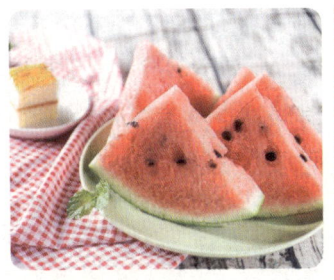

【食谱推荐】

西瓜汁

材料：西瓜1/4个，冰块10块，木糖醇5克。

做法：

1. 西瓜去皮，切成小块。
2. 把西瓜、冰块、冰糖一同放入榨汁机中压榨成汁即可。

功效：本品可清热除烦、生津解暑、利水消肿，对治疗肾炎及膀胱炎等疾病有辅助疗效；对医治心血管疾病，如高血压等亦有疗效。

温馨提示：对普通人，西瓜利尿的作用，可以帮助人体排走肝脏中的酒精成分。但痛风患者应尽量避免饮酒，如果出现酒精中毒的情况，应尽快就医。

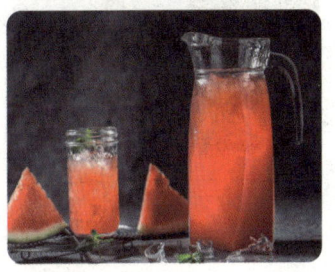

梨

【食疗作用】

梨含有丰富的B族维生素、维生素C和果胶，能保护心脏，减轻疲劳，增强心肌活力，保护心血管，降低血压；还能促进尿酸排泄，适合痛风患者食用，能有效预防心脑血管并发症。慢性肠炎、胃寒病患者宜少食生梨，建议蒸熟后食用；糖尿病患者需控制食用量。

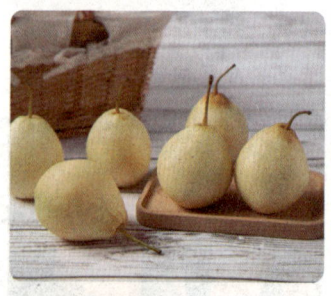

【应用指南】

1.凉血行瘀，适合痛风患者：梨1个，莲藕100克。莲藕去皮后切丝，用凉水冲去部分淀粉，入锅焯一下迅速捞出沥干水分；焯好的莲藕丝过一下凉白开，加少许细砂糖拌匀；梨去皮切成细丝，加入莲藕丝中拌匀即可。

2.清心润肺，利于尿酸排出：木瓜半个，梨2个。将木瓜去皮去籽，切小块备用；梨去皮去核，切细丝，用清水浸泡，避免变色；将切好的木瓜块用搅拌机打成泥，将木瓜泥、梨丝倒入锅中，加水熬煮至黏稠即可。

3.凉血生津，利尿通便：梨1个，荸荠6个，莲藕100克。荸荠和莲藕去皮切块，用清水浸泡；加入2滴柠檬汁和适量蜂蜜；将所有材料用搅拌机搅打成汁，即可饮用。

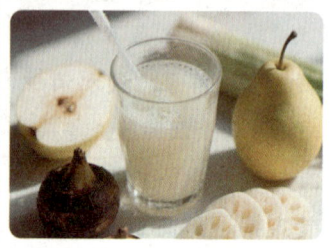

第二章 饮食之宜

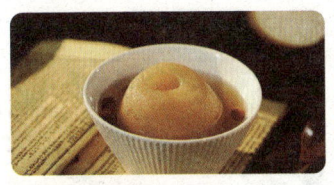

【食谱推荐】

蒸梨

材料：梨2个，枸杞5克，红枣10枚，木糖醇适量。

做法：

1. 将梨洗净，去皮。

2. 枸杞洗净；红枣洗净，切成两半，去核。

3. 把梨、枸杞、红枣和木糖醇放入炖盅里，隔水加热，水沸后转小火继续蒸15～20分钟，至梨肉软烂即可，放凉即可食用。

功效：本品可降低血压，养阴清热，补中益气，养血安神。

温馨提示：梨有利尿作用，可以促进尿酸排出，特别适合痛风患者食用。但需避免与高果糖食物（如蜂蜜、蔗糖）同食，以免间接影响尿酸代谢。

菠萝

【食疗作用】

菠萝含有一种叫"菠萝蛋白酶"的物质，能分解蛋白质，溶解阻塞于组织中的纤维蛋白和血凝块，改善局部的血液循环，消除炎症和水肿。菠萝中所含天然水分和钾元素可利尿，能促进尿酸排泄，适合痛风患者食用。

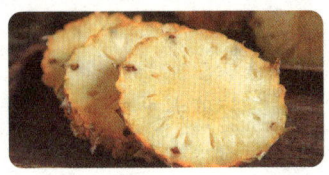

【应用指南】

1.利尿，促进尿酸排出：苹果30克，柠檬40克，菠萝50克，芹菜30克，卷心菜20克，木糖醇适量。将以上原料榨汁，过滤后加入木糖醇调味服用。

2.滋阴清热，补血，适合痛风患者：菠萝150克，水发银耳50克，大枣、木糖醇各适量。菠萝去皮洗净切块，银耳洗净撕碎，大枣洗净去核。汤锅加适量清水，放入银耳、大枣，煮至银耳黏软，倒入菠萝块煮至熟，加冰糖融化搅匀即可。

3.促尿，适合痛风患者：芹菜100克，西红柿1个，柠檬3片，菠萝140克。西红柿、菠萝去皮，和芹菜一起放入搅拌机，加入柠檬汁搅拌即成。

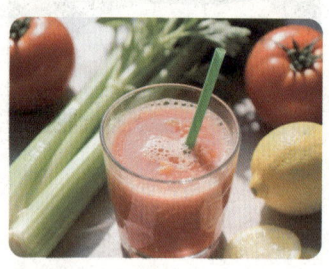

【食谱推荐】

盐水菠萝

材料：菠萝1个，盐适量。

做法：

1.将菠萝对半切开。

2.把第一半去皮，切成丁。

3.将第二半菠萝制成盅型。

4.把菠萝丁放在盐水中泡10分钟，捞起沥干水分。

5.把菠萝丁装入菠萝盅里即可。

功效：菠萝含菠萝蛋白

酶，助消化、抗炎消肿；利尿促尿酸排出，适合痛风人群。

温馨提示：菠萝果肉里的"菠萝蛋白酶"对舌头和口腔表皮有特殊的刺激作用，而食盐能控制住菠萝蛋白酶的活动。吃了没有泡过盐水的菠萝果肉后，口腔、舌头以至嘴唇会有一种轻微的麻木刺痛感，这就是蛋白酶所起的作用。

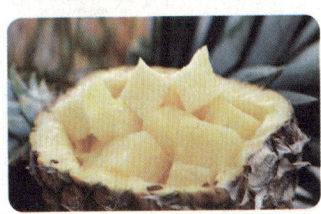

樱桃

【食疗作用】

樱桃具有益气、健脾、和胃、祛风湿的功效。对于病后出现体虚气弱、气短心悸、倦怠食少、咽干口渴，以及风湿导致的腰腿疼痛、关节屈伸不利等情况，能起到一定的调养作用。有溃疡症状者、上火者慎食，糖尿病患者忌食，患有热性病及虚热咳嗽症状者忌食，肾病患者忌食。

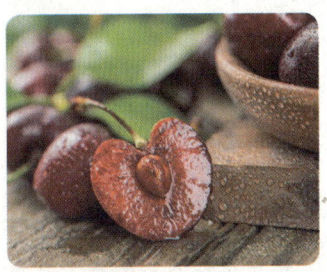

【应用指南】

1.健脾和胃、调中益气：樱桃500克，柠檬半个，白砂糖30克。樱桃洗净，去蒂，切开去核，加入少许白砂糖，将其拌匀后腌渍1

小时入味；将樱桃和白砂糖倒入锅中，加适量清水，小火煮至黏稠，挤入柠檬汁拌匀，放凉后装瓶即可。

2.补血活血：樱桃适量。将樱桃先用水冲净，放入盆中，倒入清水没过樱桃，撒一点点盐浸泡10分钟后捞出，再用清水冲洗干净；将樱桃去核后放入容器中，加入白糖拌匀，盖上盖子腌渍2小时；将腌渍好的樱桃捞出放入带盖的容器中，把腌渍出的樱桃汁加适量清水搅匀，倒入干净的小锅中，放入糖桂花或干桂花煮开；转小火，将少许玉米淀粉用少许水稀释后倒入锅中搅拌均匀，使糖水稍浓一些后关火；将做好的糖水趁热倒入腌渍好的樱桃中，盖上盖子，凉后放入冰箱，冷藏备用。

【食谱推荐】

樱桃汁

材料：樱桃100克，蜂蜜适量，凉白开水200毫升。

做法：

1.将樱桃去蒂洗净，沥干水分。

2.把樱桃和凉白开水倒入榨汁机中搅打成汁，取汁倒入杯中，加入蜂蜜拌匀即可饮用。

功效：本品具有抗贫血、防止麻疹、祛风渗湿、收涩止痛的作用，尤其适合消化不良、瘫痪、风湿腰腿痛、体质虚弱、面色无华者饮用。

温馨提示：樱桃是温热性水果，不宜多食。樱桃含钾量较高,资料显示每100克樱桃含钾258毫克,故肾病患者不宜多食。

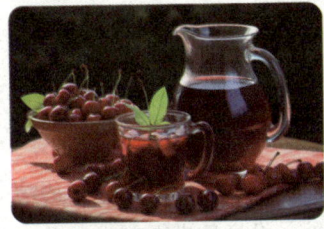

猕猴桃

【食疗作用】

猕猴桃有生津解热、和胃降逆、止渴利尿、滋补强身之功效。猕猴桃富含钾和镁,能有效改善血液流动,防止血栓形成,对降低冠心病、高血压、心肌梗死、动脉硬化等心血管疾病的发病率有显著功效。猕猴桃富含多酚类化合物,这些化合物有很好的抗氧化作用,能够清除自由基,保护细胞免受氧化损伤。平素脾胃虚寒、腹泻便溏者,糖尿病患者忌食。由于猕猴桃有滑泻之性,先兆性流产和妊娠期的妇女应忌食。

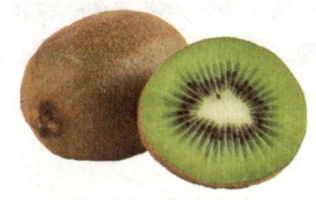

【应用指南】

1.健脾温胃,生津调气:猕猴桃1个,橙子1个。猕猴桃去皮切块,橙子去皮瓣成瓣(可去籽)。所有材料放入搅拌机,加少量水(或不加)搅打30秒至顺滑,倒出即可饮用。

2.生津解热,止渴利尿:金银花露100毫升,猕猴桃

50克,白糖适量。猕猴桃去皮切成块;锅中加入约800毫升清水,将白糖加入锅中,煮至白糖完全溶于水中;把切好的猕猴桃倒入锅中,轻搅片刻,将糖水煮至沸腾;在锅中倒入准备好的金银花露,将锅中材料轻轻拌匀,煮至沸腾后将糖水盛出即可。

【食谱推荐】

西蓝花猕猴桃汁

材料:猕猴桃1个,青苹果1个,西蓝花100克,凉白开水200毫升,蜂蜜适量。

做法:

1. 西蓝花洗净沥干水分后切块,在沸水中焯熟,捞起备用。

2. 苹果洗净,去皮去核切块。

3. 猕猴桃去皮,切成小块。

4. 把全部食材一同放入榨汁机中,加入凉白开水搅打成汁。

5. 滤去渣,取果蔬汁,调入蜂蜜即可饮用。

功效:本品具有生津、通便、养颜、消食化积的功效,对痛风患者较为友好。

温馨提示:猕猴桃富含叶酸和维生素等营养成分,由于叶酸和维生素遇高温易被分解破坏,故猕猴桃以生吃(或榨汁吃)为宜。

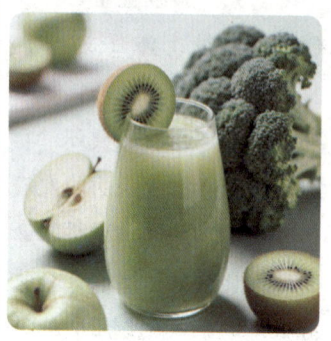

蛋类

鸡蛋

【食疗作用】

鸡蛋是低嘌呤食物,每100克嘌呤含量才3毫克左右,属于极低嘌呤食物,适量食用,不会造成血尿酸水平。鸡蛋富含水分、蛋白质、卵磷脂、钙、磷、铁、无机盐和维生素A、维生素D等,能为痛风患者补充蛋白质,提供丰富的营养元素,有助于补肺养血、滋阴润燥、改善体质,用于气血不足、热病烦渴等,还能缓解痛风症,因此非常适合痛风患者食用。

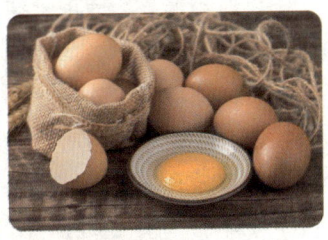

【应用指南】

1.益脾养胃、助消化:鸡蛋3个,橙汁50毫升,牛奶200毫升,木糖醇适量。将牛奶、橙汁和木糖醇倒入碗里,隔水加热并不断搅拌,直至木糖醇刚好溶化即可;把鸡蛋打入牛奶液里,搅拌均匀;把蛋液过筛两次,倒入容器内,为了保证细腻的口感,过筛后静置半小时左右；锅内加清水，把盛蛋液的容器放入锅中，水开后转中小火蒸10分钟，关火后再等两三分钟打开盖子即可。

2. 清热解暑，适用于痛风患者：冬瓜100克，鸡蛋2个。冬瓜洗净去皮切块，放入沸水锅中滚至无白心，再加入鸡蛋搅拌均匀，煮熟后淋上橄榄油，加盐调味即可。

【食谱推荐】

葱花蒸鸡蛋

材料：鸡蛋3个，食盐5克，葱花少量，生抽、水适量。

做法：

1. 蒸锅中倒上水烧开。

2. 将洗净的鸡蛋磕入碗中，加少许盐，兑入等量的温开水，打散后，用滤网滤去浮沫。

3. 用牙签在蒙上的保鲜膜上戳几个小洞，放入水已煮开的蒸锅中，蒸7~8分钟，打开保鲜膜撒上葱花，倒上适量生抽即可。

功效：本品可保护肝脏，健脑益智，对动脉硬化起到一定改善作用，对痛风患者友好。

温馨提示：早餐时最好不要选择煎蛋，因为鸡蛋在煎炸过程中营养有损失，增加油脂摄入，建议采用蒸、煮、水波蛋等低脂方式，更符合痛风患者低油饮食原则。

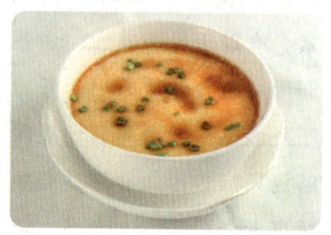

干货、饮品类、食用油

黑木耳

黑木耳中含有丰富的纤维素，这种物质能够高效地清理血管内的垃圾，有助于预防心脑血管疾病。同时，黑木耳泡发后嘌呤含量大幅下降，痛风患者食用不会显著升高尿酸。另外，黑木耳在调节血糖、降低血液黏稠度以及降低血胆固醇等方面也发挥着积极作用，能够为人体健康保驾护航。

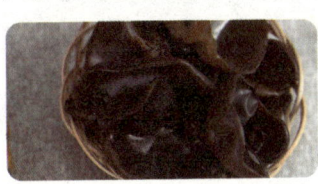

绿茶

绿茶内富含儿茶素，适量饮用绿茶，能有效维持体内尿酸水平的正常，防止尿酸过高。不仅如此，它还能显著降低血清以及肝脏中的胆固醇含量，降低动脉粥样硬化等心血管疾病发生的风险。基于这些益处，绿茶对于痛风患者来说，是非常适宜的饮品。

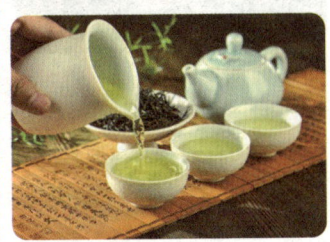

苹果醋

苹果醋中含有果胶、维生素和矿物质等成分，不仅对缓解痛风有一定效果，还能保护血管。它的酸性成分具有杀菌能力。经常饮用苹果醋，在调节血压、疏通血管和降低胆固醇方面都能发挥积极作用，对关节炎、痛风等病症也能起到一定的辅助改善功效。

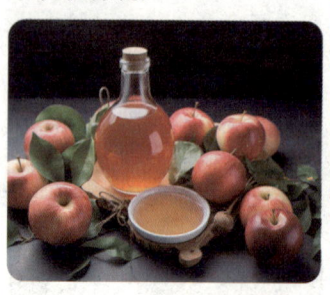

橄榄油

橄榄油中富含单不饱和脂肪酸及多种酚类化合物，有多种潜在的健康益处。相关研究表明，血尿酸水平升高和胰岛素敏感性降低之间存在紧密联系，而橄榄油中含有的单不饱和脂肪酸，能够有效提升胰岛素的敏感性，进而起到预防高尿酸的作用，对维持身体健康有着积极意义。

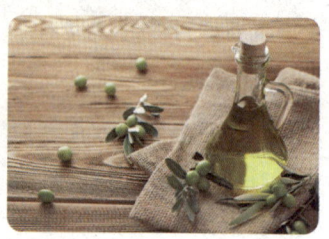

第三章 饮食之慎

豆类

黄豆

1. 黄豆含有一定的嘌呤类物质（166毫克/100克），虽然其嘌呤含量不如肉禽类食物高，但高于一般蔬菜。对于痛风患者而言，宜少食或禁食，绝对不能多食。

2. 黄豆中含有胰蛋白酶抑制剂、尿酶、血细胞凝集素等，这些均为耐热的有毒

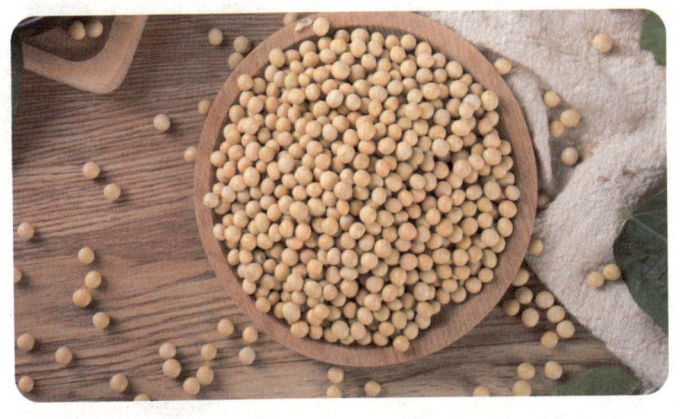

物质。若黄豆没有熟透，毒素不能被彻底破坏，进食过多则会对胃肠道产生刺激作用。这些毒素在体内可抑制蛋白酶的活性，进而引发各种临床症状，如头痛、恶心、呕吐等。

黑豆

1. 黑豆中嘌呤含量较高（137毫克/100克），其含量与肉禽类食物的嘌呤含量相当。对于痛风患者来说，不宜食用嘌呤含量较高的食物，否则易引发痛风发作并带来剧痛。

2. 黑豆，特别是炒熟后的黑豆，其热性较大，过多食用易导致上火。从中医观点来看，部分痛风患者体质呈现阳盛阴虚，即阳亢状态。食用热性食物会加重这种现象，从而加重病情。

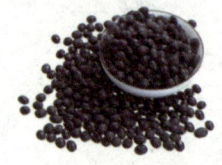

绿豆

1. 绿豆含有一定量的嘌呤类成分。由于痛风患者存在嘌呤代谢障碍，食用高嘌呤类食物后，嘌呤在体内堆积，形成血尿酸，容易引发痛风。

2. 绿豆属于寒凉之品，脾胃虚寒、阳虚、泄泻者不宜食用。中医认为，多数痛风者存在脾虚的情况，脾虚会导致湿浊凝重，食用寒凉食物会加重病情。

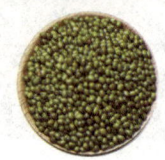

蔬菜类

黄豆芽

1. 黄豆芽中嘌呤物质含量较高（<500毫克/100克），对于痛风患者而言，食用含嘌呤较高的食物时需谨慎，不宜多食，嘌呤含量高的食物要禁食。故痛风患者不宜食用豆芽。

2. 黄豆芽性属寒凉，脾胃虚寒者不宜食用。从中医角度讲，痛风患者与脾虚湿浊有关，食用这类寒凉之物会加重病情。

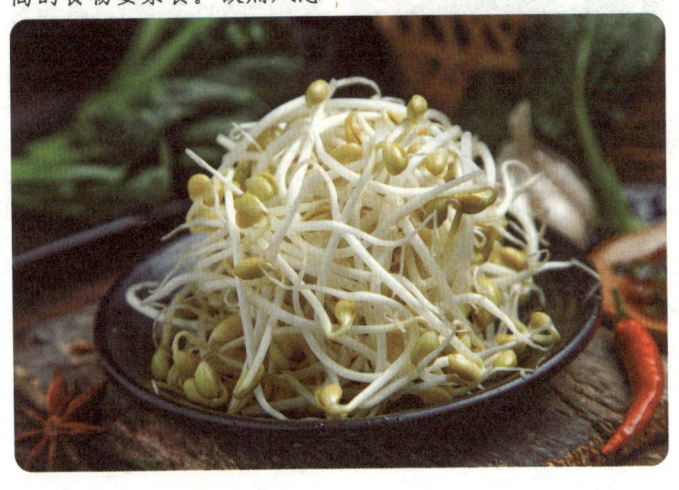

菠菜

菠菜中含有叶酸，这种物质对预防心血管类疾病有一定作用。但是菠菜的嘌呤含量属于中低水平，同时还含有丰富的草酸，这种物质容易和人体中的钙结合，生成草酸钙，可能影响尿酸代谢，建议痛风患者在焯水后适量食用。

扁豆

扁豆能够健脾消暑，养胃下气，而且扁豆中含有淀粉酶抑制剂、胰蛋白酶抑制剂等物质，有助于预防肠梗阻。但是扁豆中嘌呤含量属于中等水平，建议痛风患者合理食用。

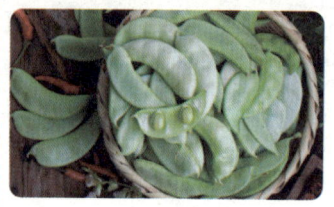

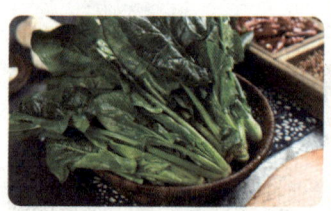

腌菜

腌菜本身嘌呤含量较低（<50毫克/100克），但制作过程中高盐（每100克腌菜含钠约900毫克）、添加剂及亚硝酸盐等问题可能间接影响尿酸代谢，增加痛风发作风险。日常饮食中，建议以新鲜蔬菜为主，并控制腌菜摄入量。

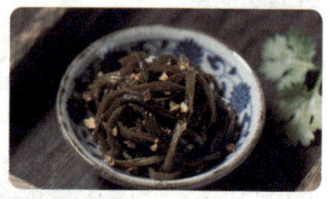

动物内脏、肉类

猪肝

猪肝富含蛋白质和维生素A，适合贫血患者食用，但是猪肝属于高胆固醇、高嘌呤食物，痛风患者不宜食用。

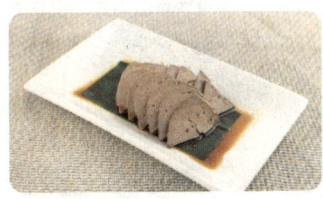

猪腰

猪腰营养丰富，具有补肾、强腰、通膀胱、止消渴的作用，但同样属于高胆固醇、高嘌呤食物，痛风患者不宜食用。

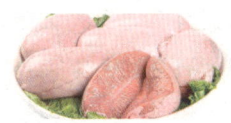

猪肚

1. 猪肚的嘌呤含量相对动物其他内脏较低（132.4毫克/100克），对于痛风患者而言，可以少量食用，但绝对不能过多食用，以免引发痛风，造成剧痛。

2. 猪肚营养丰富，具有暖胃健脾等功效。需要注意的是，猪肚不宜与莲子同食，否则易引起中毒。

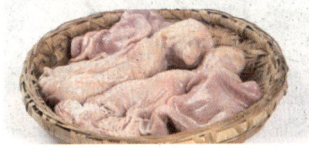

鲢鱼

1. 鲢鱼和一般的鱼肉一样，含有较高的嘌呤类物质（141毫克/100克），食用后易诱发痛风，引起剧痛，痛风患者避免过多食用。

2. 鲢鱼的肝有毒，宰杀或食用时需格外注意。另外，鲢鱼是"发物"，食用后会增加炎症反应，容易导致口腔发干，患有感冒、发热、痈疽疔疮、无名肿毒等病症的患者不宜食用。

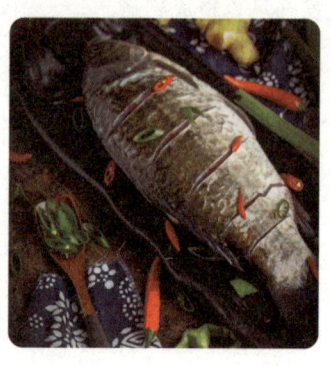

鱼子酱

鱼子酱由鲟鱼卵精心制成，富含矿物盐、蛋白质以及重组基本脂肪酸。虽然富含营养，但鱼子酱100克含嘌呤144毫克，属于较高嘌呤食物，痛风患者应尽量避免食用鱼子酱，以免进一步升高体内尿酸水平，加重痛风症状。

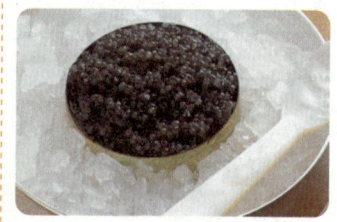

鸡肉

1. 鸡肉含有稍高的嘌呤类成分（137.4毫克/100克），但在可控范围内，痛风患者可以少量食用，避免过多食用，否则会加重病情，引起剧痛。

2.鸡肉营养丰富，蛋白质和脂肪含量较高，过多食用易导致消化不良，还可能伤胃，故不宜多食。从中医角度来看，鸡肉性属温热，而痛风患者与体质阳盛有关，故不宜多食用温热属性的鸡肉。

兔肉

1.兔肉含有一定的嘌呤类物质（107毫克/100克），由于痛风患者本身存在嘌呤代谢障碍，故应少量合理食用兔肉，以免加重病情。

2.兔肉适合在深秋季节食用，且不宜常食，否则易伤肾气、伤人元阳，对身体不利。中医认为，兔肉性偏寒，痛风患者多与脾虚有关，脾虚导致湿热不化，从而引发痛风。食用寒凉的兔肉会加重此类症状，对痛风患者不利。

牛肉

1.牛肉中含有一定的嘌呤类成分（87毫克/100克），与其他肉禽类相比含量相对较低。对于痛风患者而言，少量食用相对安全，但也不宜过多，否则也会导致病情加重。

2.牛肉营养丰富，适当食用能强筋壮骨。但牛肉性属温热，过多食用易引发内火。从中医观点来看，痛风与阳盛体质有关，多数痛风患者内热较重，食用温热的牛肉会加重病情。

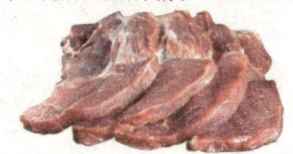

干货、饮品类

甜杏仁

杏仁属于中低嘌呤食物（每100克嘌呤含量30～50毫克），远低于高嘌呤食物，且含有优质脂肪、维生素E和抗氧化成分，适量食用（如每日10～15颗）不会显著升高尿酸水平，但需注意控制总量，避免过量摄入脂肪或热量。不同加工方式可能影响杏仁中的嘌呤含量。例如，盐焗杏仁可能增加钠摄入，间接影响尿酸代谢。

板栗

1.板栗淀粉含量较高，过多食用容易引起腹胀、腹痛，生吃过多易导致消化不良，熟吃过多则易造成气滞。另外，板栗性属温热，过多食用容易上火，内热较重者不宜食用。中医观点认为，痛风与阳盛体质相关，痛风患者大多内热较重，食用板栗会加重内热，对病情不利。

2.板栗含有少量的嘌呤类成分，痛风患者可以少量合理食用。

莲子

1.莲子味涩性温，过多

食用会使人产生腹胀感。此外，大便燥结者及内热较重者不宜食用。中医认为，痛风患者多为阳盛体质，而阳盛者内热较重，食用温性的莲子会加重病情。

2.莲子中嘌呤类成分含量一般，相对较低（40.9毫克/100克），但对于痛风患者而言仍不可忽视，应少量食用。

啤酒

啤酒属于酒精类饮品，不宜过多饮用。

啤酒代谢后的产物主要是乳酸，乳酸会阻止尿酸经肾小球排出，从而导致尿酸在体内堆积。对于痛风患者而言，饮用啤酒显然会加重病情，不建议痛风患者饮用啤酒。

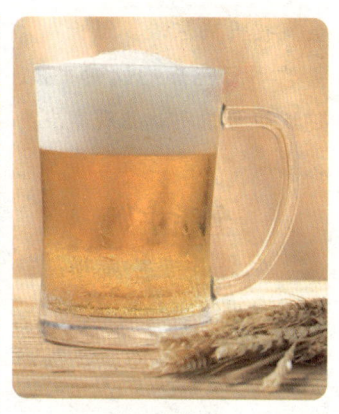

碳酸饮料

大部分碳酸饮料含有大量果葡糖浆（高果糖玉米糖浆）或蔗糖。果糖在体内代谢时会消耗大量三磷酸腺苷，产生嘌呤代谢中间产物，最终转化为尿酸，导致血尿酸水平升高。

无糖碳酸饮料虽不含果糖，但部分含有人工甜味剂（如阿斯巴甜）。目前尚无明确证据表明这类甜味剂会直接升高尿酸,但长期大量饮用可能影响代谢平衡。建议少量饮用,并观察自身反应。

全脂牛奶

牛奶具有补虚损、益肺胃、生津润肠之功效,可用于改善久病体虚、气血不足、营养不良等症状。但由于全脂牛奶中饱和脂肪酸含量高,过多饮用会导致尿酸排泄减少,从而引发痛风。建议痛风患者少喝全脂牛奶,可选用脱脂或低脂牛奶。

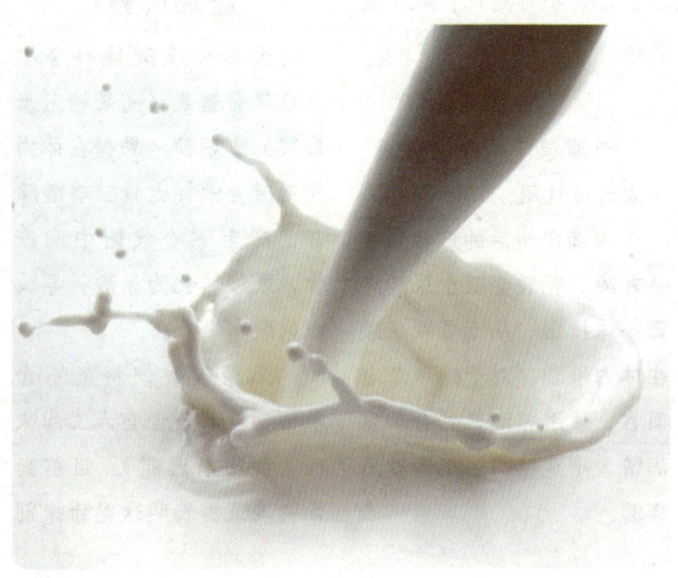

第四章 痛风的不同时期及并发症饮食宜忌速查

痛风急性发作期

痛风急性发作期主要表现为关节疼痛红肿、发热和触痛,症状多在夜间或清晨突然出现。首次发作在脚的大拇趾跖趾关节的患者占60%。

诱发因素:85%的患者能找到诱发因素,例如高嘌呤食物摄入(如动物内脏、海鲜等)、局部外伤、体力或脑力劳动过度、感染、外科手术以及某些药物应用(如利尿剂、免疫抑制剂)等。

痛风急性发作期饮食宜忌

宜

蔬菜类:胡萝卜、白萝卜、西红柿、黄瓜、芹菜、白菜等。

水果类:苹果、樱桃、梨、西瓜、柠檬、草莓等。

蛋奶类:脱脂牛奶、鸡蛋。

谷薯豆类:米、面、土豆、山药等。

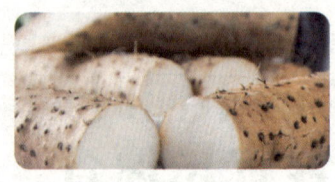

忌

蔬菜类：油菜、韭菜、菠菜等。

蛋奶类：全脂牛奶。

肉类：动物内脏、肉汤等。

水产类：虾、青鱼等。

谷薯豆类：黑豆、黄豆等。

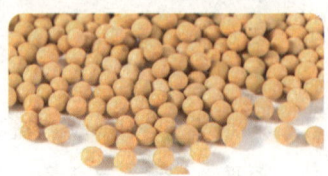

痛风缓解期

痛风缓解期可恢复正常的平衡膳食。在饮食选择上，蛋奶类、水果蔬菜类以及主食类基本和正常人一样。可挑选低或中等嘌呤含量的食物，适当放宽嘌呤摄入限制，中等嘌呤含量的食物可限量选用，低嘌呤含量的食物则可自由选择。不过，仍需控制肉类和海鲜的摄入量。缓解期可适当食用肉类和海鲜，但要控制摄入量并仔细挑选种类，每日肉类和海鲜的摄入量控制在60~90克，优先选择嘌呤含量相对较低的品种。

最重要的是，必须严格禁止饮酒。酒精在人体内会导致乳酸堆积，饮酒过量还会使血脂升高。有数据表明，每天饮用600毫升以上啤酒的人，痛风发病率是不喝啤酒者的2.5倍。

痛风缓解期饮食宜忌

宜

蔬菜类：黄瓜、胡萝卜、西红柿、白萝卜、莲藕、莴笋、芹菜、大蒜、白菜等。

水果类：苹果、香蕉、草莓、梨、杏等。

蛋奶类：牛奶、鸡蛋、豆奶等。

谷薯豆类：山药、土豆、面条、馒头等。

菌藻类：木耳等。

肉类：鸡肉、牛肉。

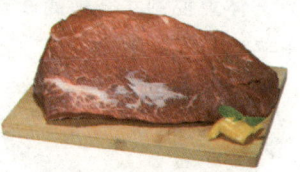

可适当食用的食物

蔬菜类：菠菜、芦笋、韭菜等。

肉类：羊肉、猪瘦肉等。

水产类：鳝鱼、鲫鱼等。

谷薯豆类：红豆、荞麦、绿豆等。

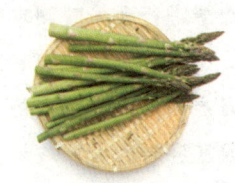

痛风并发肥胖

在研究中发现，血尿酸浓度与体重指数呈正相关，与腰臀比值同样呈正相关。国内研究报道，痛风合并肥胖者占51%，即痛风患者中肥胖人群占到一半以上。最近研究也表明，人在青年时期体重增加越多，其将来发生痛风的风险就越大，35岁时的体重指数与痛风的发病率呈明显的剂量—反应关系，较瘦人群的累积发病率较低，而肥胖人群较高。

在对50岁以上的494名受检者进行血尿酸测定时发现，肥胖者较非肥胖者高尿酸血症的患病率高3倍。超重或肥胖者的血尿酸均值及高尿酸血症检出率均显著高于体重正常或偏低者，所以肥胖的人更容易产生痛风的症状。由此可见，肥胖度越高，血尿酸水平越高，痛风的患病率也越高。这表明体重增加是痛风发生的危险因素，如能控制富含嘌呤食物的摄入，节制饮食量，减轻体重，则可降低血尿酸水平，亦可减少痛风的发作次数。

究其原因，大多数专家认为，肥胖者饮食过多，常进食高能量、高嘌呤类食品，并且有饮酒习惯。他们之所以会产生痛风的症状可能与体内内分泌系统紊乱，如雄激素和促肾上腺皮质激素水平下降或酮类生成过多，从而抑制尿酸排泄有关。

此外，肥胖者对能量的摄入增多，其嘌呤代谢的加速也可导致血尿酸浓度增高。久而久之，就出现了痛风的症状。因此，肥胖者在缓解痛风症状的同时，一定要把体重控制在合理的健康水平。

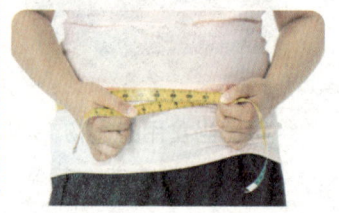

痛风并发肥胖饮食宜忌

宜

蔬菜类：西红柿、苦瓜、黄瓜、白萝卜、冬瓜等。

水果类：菠萝、草莓、杨梅、猕猴桃、木瓜等。

蛋奶类：牛奶、鸡蛋、鸭蛋。

肉类：猪肉、牛肉、鸡肉等。

谷薯豆类：豆腐、绿豆、红豆、燕麦、糙米等。

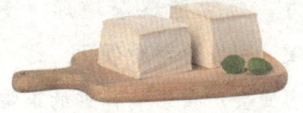

忌

谷薯豆类：蚕豆、黄豆等。

肉类：肉汁、动物内脏等。

菌藻类：香菇。

水产类：带鱼、三文鱼等。

痛风并发高血压

痛风患者常伴有高血压病。相关资料显示，痛风合并高血压的患者在痛风患者中所占比例相对较高，达58.8%。痛风与高血压病相互关联，互为因果、互相促进。患有痛风的患者易患高血压病，而有高血压病的患者也易患痛风，痛风是引发高血压的一个危险因子。有数据显示，痛风在高血压患者中的发病率为12%～20%。痛风与高血压的联系主要在于高尿酸血症与高血压可能存在相关性，高尿酸血症是导致高血压的一个重要因素，具体原因尚不明确，可能是痛风体质的一种反应，也可能与痛风患者体内的血尿素有关。由于血尿酸浓度相对较高，且患者体内存在代谢障碍，尿酸盐易在体内堆积。一旦尿酸盐在血管壁（如肾小管等部位）沉积，就会造成肾功能下降，导致体内水液代谢排泄障碍，从而使血压升高。当痛风患者合并高血压时，会影响尿酸排泄，使痛风症状更加明显。其机制可能是高血压本身会引起肾功能减退，进而影响肾脏排泄尿酸的功能。高血压患者发生痛风时，其血尿酸水平常与肾血流动力学相关，能反映高血压病引起的肾血管损害程度，可作为肾硬化的一个血流动力学指标。具体表现为病程越长，尿酸越高，病情越重，肾血流损害越严重。其机制尚不清楚，可能是尿酸钠结晶直接沉积于小动脉壁，损害动脉内膜，引发动脉硬化，从而加重高血压。

另外，当血压长期处于较高水平时，肾脏内的动脉血管会持续承受异常压力，血管壁逐渐增厚、变硬，引发肾动脉硬化。这一病变会严重影响肾脏的正常功能，肾脏对体内废物和多余水分的排泄能力显著下降。其中，负责排泄血尿酸的肾小管功能受损，使得

第四章 痛风的不同时期及并发症饮食宜忌速查

排泄减少、血尿酸缓慢升高。随着时间推移,血尿酸浓度不断攀升,超出正常范围。这些过多的尿酸会在关节、软组织等部位结晶沉积,刺激周围组织,引发强烈的炎症反应,最终诱发痛风,给患者带来难以忍受的疼痛,严重影响生活质量。

痛风并发高血压饮食宜忌

宜

蔬菜类:胡萝卜、白萝卜、黄瓜、西红柿、芹菜、莴笋、莲藕、大蒜、大白菜等。

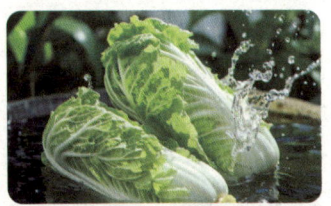

水果类:香蕉、苹果、西瓜、草莓、梨、杏等。

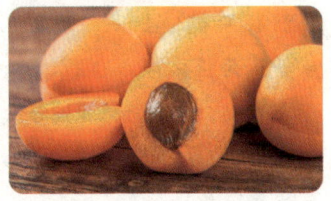

蛋奶类:牛奶、鸡蛋、豆奶等。

肉类:鸡肉、牛肉等。

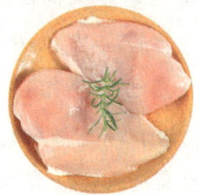

谷薯豆类:麦片、馒头、面条、山药、芋头、土

豆等。

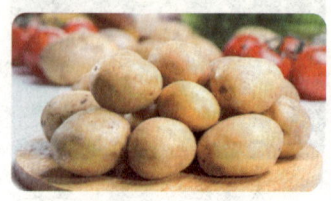

可适当食用的食物

蔬菜类：韭菜、菠菜、芦笋、荷兰豆等。

肉类：羊肉、猪瘦肉等。

谷薯豆类：荞麦、红豆、绿豆等。

痛风并发高脂血症

痛风易并发高脂血症，高脂血症即体内血脂过高。痛风与高脂血症相互作用、互相促进，即有痛风的患者易出现高脂血症，有高脂血症的病人也易出现痛风。

研究人员发现，有75%~84%的痛风患者有高三酰甘油血症。临床表现主要为三酰甘油升高，低密度脂蛋白升高，高密度脂蛋白减少，二者比值异常，还有少数痛风患者仅表现为胆固醇升高。到目前为止，痛风与高脂血症之间的因果关系尚不明确。有些学者认为，痛风患者合并高脂血症主要是由于脂质代谢紊乱，而脂质代谢紊乱的发生机制主要与胰岛素抵抗有关。胰岛素抵抗使胰岛素对靶器官的敏感性降低，胰岛素相对不足，从而使脂肪的消耗减少，血液中的脂肪酸含量升高。

另外，痛风的发生往往与大量饮酒有关，大量饮酒易引起血脂代谢出现紊乱，表现为三酰甘油升高，长期如此还会出现动脉粥样硬化的病理现象。再者，痛风作为"富贵病"，与个人饮食密切相关，痛风患者通常喜欢高脂肪高能量饮食，这也是导致痛风并发高脂血症的一个重要因素。反过来，高脂血症也会引发痛风。目前主要发病机理尚不清楚，有学者认为是由于体内血脂过高，高脂血症患者脂质代谢紊乱，久而久之就容易出现动脉硬化。若动脉硬化出现在肾小管等排泄器官，就会导致机体代谢、排泄障碍，使得体内血尿酸排出减少，从而引发痛风。

痛风并发高脂血症的患者若想减轻病情，就应该控制高脂血症。而控制高脂血症的首要步骤就是减轻体重，控制饮食，使血脂恢复到正常水平。

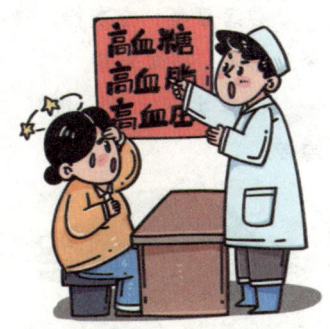

痛风并发高脂血症饮食宜忌

宜

蔬菜类：黄瓜、西红柿、胡萝卜、韭菜、芹菜、菠菜等。

水果类：苹果、山楂、香蕉、猕猴桃、葡萄、荔枝等。

蛋奶类：牛奶、酸奶、蛋清。

肉类：动物瘦肉。

谷薯豆类：全麦粉、糙米、燕麦、高粱米等。

菌藻类：木耳、银耳、海带。

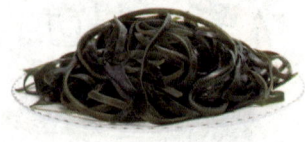

忌

水果类：椰子。

肉类：动物内脏、肥肉、肉汤、香肠、腊肠等。

水产类：鱿鱼、墨鱼、蟹黄等。

蛋奶类：蛋黄。

痛风并发糖尿病

痛风患者发生糖尿病的概率比一般人高2～3倍。痛风和糖尿病均属于代谢性疾病，二者的发生都与体内糖、脂肪、蛋白质等的代谢紊乱相关。痛风患者易患糖尿病的原因，与遗传缺陷、肥胖、营养过剩以及缺乏运动等因素直接相关。此外，有报道显示，血尿酸升高可能直接损害胰岛细胞，影响胰岛素分泌，进而引发糖尿病。糖尿病与痛风都是因体内代谢异常引发的疾病，很容易同时出现在患者身上，而尿酸值与血糖值关系密切，通常尿酸值高的患者，血糖值也相对较高。

痛风发作时，体内会产生大量炎症因子，这种慢性炎症状态会进一步加重胰岛素抵抗，使糖尿病病情恶

第四章 痛风的不同时期及并发症饮食宜忌速查

化。而糖尿病患者本身的代谢紊乱也为痛风"推波助澜"。长期高血糖会影响肾脏排泄功能，导致尿酸排泄减少；加之糖尿病患者常伴随的脂代谢异常、肥胖问题，进一步促使尿酸生成增加。并且，部分糖尿病治疗药物还会抑制尿酸排泄，让血尿酸水平居高不下。

痛风与糖尿病并发后，患者不仅要忍受痛风发作时关节的剧烈疼痛，还要面临血糖失控带来的一系列健康风险，二者相互作用，形成恶性循环，极大增加了心脑血管疾病、肾病等严重并发症的发生概率，严重威胁患者的身体健康与生活质量。

因此，痛风并发糖尿病患者的饮食需要同时考虑控制血尿酸水平和血糖水平。优先选择全谷物、薯类、豆类等富含膳食纤维的食物，它们在肠道内消化吸收缓慢，可使血糖上升平缓。减少动物内脏、海鲜、肉类等高嘌呤食物的摄入。例如，猪肝、牛肝等动物肝脏，以及贝类、虾蟹等海鲜，都是高嘌呤食物，应尽量少吃或不吃。可适当选择低嘌呤的肉类，如鸡肉、鸭肉等，但需去皮去脂，且每天摄入量不宜超过100克。下面就来了解痛风并发糖尿病患者在饮食方面的宜忌。

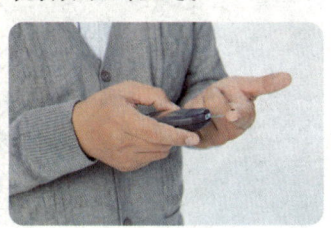

痛风并发糖尿病饮食宜忌

宜

蔬菜类：南瓜、黄瓜、西红柿、生菜等。

水果类：柚子、苹果、草莓、樱桃等。

蛋奶类：纯牛奶、鸡蛋、酸奶。

肉类：瘦肉、鸡肉。

谷薯豆类：全麦粉、杂粮、木薯。

菌藻类：海带、木耳。

饮料类：绿茶。

忌

水果类：红枣、柿子、火龙果等。

肉类：肉汤、动物内脏等。

水产类：带鱼、沙丁鱼、凤尾鱼等。

饮料类：碳酸饮料、咖啡等。

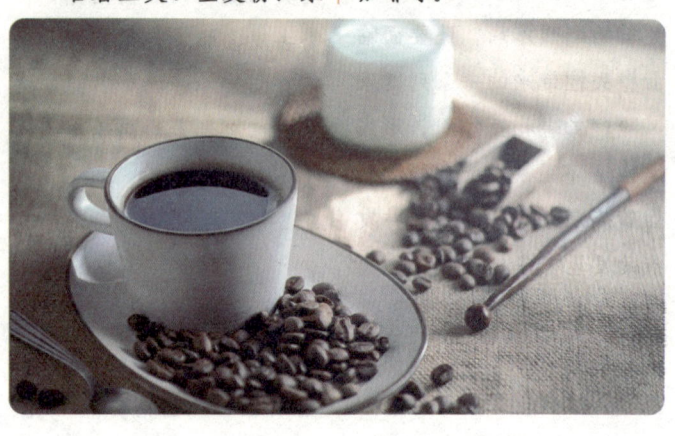

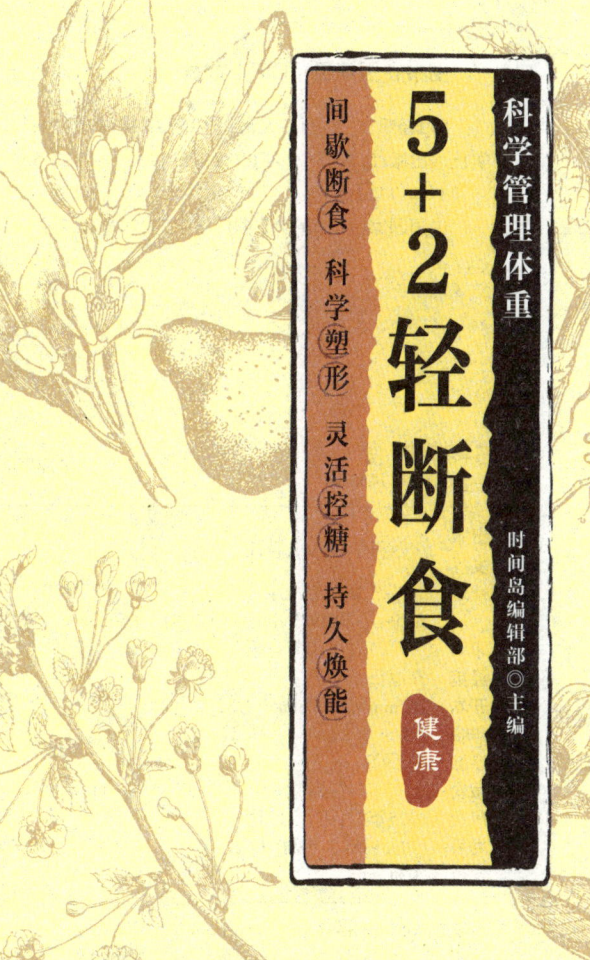

5+2轻断食

科学管理体重

间歇断食 科学塑形 灵活控糖 持久焕能

健康

时间岛编辑部 ◎ 主编

江西科学技术出版社
江西·南昌

图书在版编目（CIP）数据

5+2轻断食 / 时间岛编辑部主编. -- 南昌：江西科学技术出版社, 2025. 7. -- ISBN 978-7-5390-9627-8

Ⅰ. TS972.161

中国国家版本馆CIP数据核字第2025UM2527号

5+2轻断食
5+2 QINGDUANSHI

时间岛编辑部 主编

出版发行	江西科学技术出版社
社址	南昌市蓼州街2号附1号
	邮编：330009　电话：（0791）86623491　86639342（传真）
印刷	三河市兴达印务有限公司
经销	各地新华书店
开本	787mm×1092mm　1/32
印张	2.5
字数	49千字
版次	2025年7月第1版
印次	2025年7月第1次印刷
书号	ISBN 978-7-5390-9627-8
定价	29.80元

国际互联网（Internet）地址：http://www.jxkjcbs.com
选题序号：ZK2025154　　赣版权登字：-03-2025-168
责任编辑：龙轲轲　杨艺
版权所有　侵权必究
（赣科版图书凡属印装错误、可向承印厂调换）

第三章　男性两天轻断食菜单

男性轻断食必需营养素有哪些 ·········· 24
蛋白质 ·········· 26
脂肪 ·········· 27
维生素A ·········· 28
维生素B_1 ·········· 29
维生素C ·········· 30
钙 ·········· 31
维生素B_2 ·········· 32
维生素D ·········· 33
膳食纤维 ·········· 33
糖类 ·········· 33

菜单分享 ·········· 34

第四章　女性两天轻断食菜单

女性轻断食必需的营养食材有哪些 ·········· 50
牛肉 ·········· 51

- 鳕鱼 ... 52
- 黄瓜 ... 52
- 丝瓜 ... 53
- 番茄 ... 54
- 空心菜 ... 54
- 苹果 ... 55
- 木瓜 ... 56
- 鸡蛋 ... 56
- 豆腐 ... 57

菜单分享 ... 57

第一章 什么是轻断食

❀ 轻断食的科学依据

轻断食，也叫间歇性能量限制饮食，是按照一定规律在规定时期内禁食或限制能量摄入的一种饮食模式。美国南加州大学长寿研究所的负责人瓦尔特·隆戈博士，多年来一直致力于断食领域的研究，并且亲自践行相关生活方式。他依照自己的研究成果来规划日常饮食，并一直沿袭其祖父母的饮食习惯——以低蛋白质食物和大量蔬菜为主，也因此始终保持着旺盛的精力。有趣的是，他的祖父母居住的意大利地区，老年人口的占比非常高，这或许并非偶然。

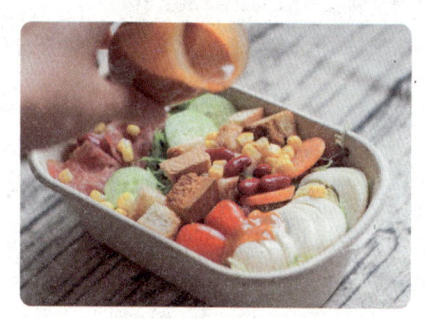

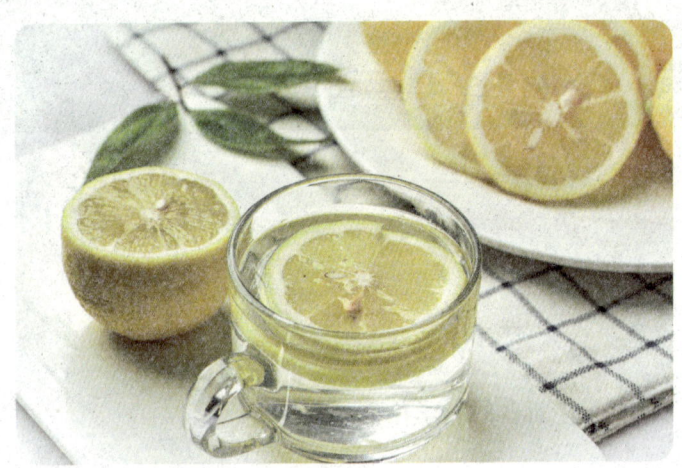

在饮食方面，瓦尔特不仅严格遵循特定的饮食规范，还养成了不吃午餐的习惯，以此来维持自己轻盈的体重。此外，他大约每半年就会进行一次为期数天的断食。当人们看到这位身材高挑、精瘦且充满活力的意大利人时，或许会感到一种激励，尤其是对那些正在考虑尝试断食的人。

瓦尔特对断食的热爱，源于他及其他研究人员的发现。研究表明，断食可能带来多种益处，并且部分指标可以通过科学手段进行量化。他解释道，短时间停止进食可能激活某些与细胞修复相关的基因，进而为身体带来长远好处。他还表示："现有初步研究显示，定期短时间断食或可促使身体产生适应性的变化，这种变化可能对于预防衰老和疾病有着积极的作用。当一个人开始断食后，仅仅过了 24 小时，部分代谢指标就会出现明显的变化。"

第一章　什么是轻断食

在断食研究的初期阶段,关于断食长期效益的探索主要以啮齿类动物作为实验对象。这些实验为我们初步了解断食背后的分子机制提供了关键线索。回顾1945年的一项早期研究,研究人员将实验鼠的断食频率设定为每隔4天断食一天、每隔3天断食一天以及隔天断食等几种不同的方式。通过观察发现,经历断食的老鼠平均寿命显著长于未断食的对照组,而且断食频率越高的组,寿命延长趋势更明显。同时,研究人员还注意到,断食的老鼠身体发育未受显著影响,与那些长期严格限制热量摄入而出现发育迟缓的老鼠形成对比。后续研究在啮齿类动物的实验范畴内进一步观察到类似现象。

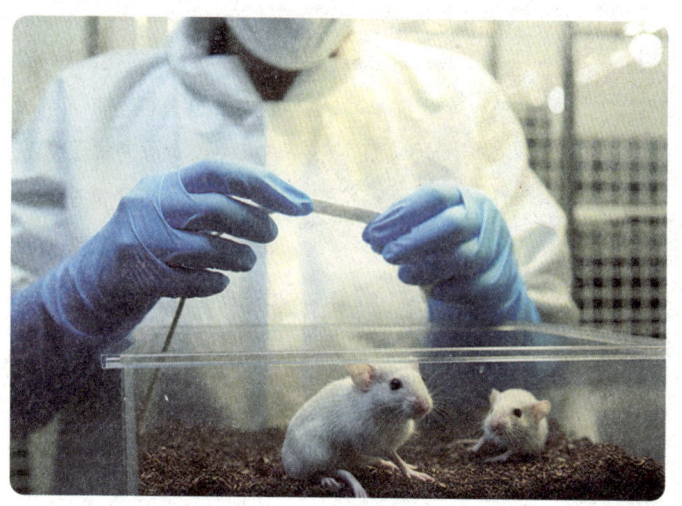

瓦尔特指出,对于体质量指数(BMI)❶超过25的人群来说,部分人能够从断食这种方式中获得益处。不过,他也强调,如果计划进行断食的时间超过24小时,建议前往具备资质的医疗机构进行。他解释道:"较长时间的断食是一种需要严格管理的方式。如果得到专业指导,可能获得健康收益;但缺乏专业监督,可能会对身体造成严重的损害。"当进行持续数天的长时间断食时,部分人的血压会有所下降,新陈代谢的速度也会发生改变。在这个过程中,有些人可能会出现昏厥等不良反应,虽然这种情况并不常见,但仍需警惕。

❀ 为什么选择每周轻断食两天

断食这一行为在世界上不少国家都有着悠久的历史。不同国家的断食方式各具特色,例如,部分俄罗斯人热衷于挑战高难度的断食模式,在断食期间完全断绝食物摄入,仅靠水来满足基本的生理需求,同时还会坚持洗冷水澡和进行运动。

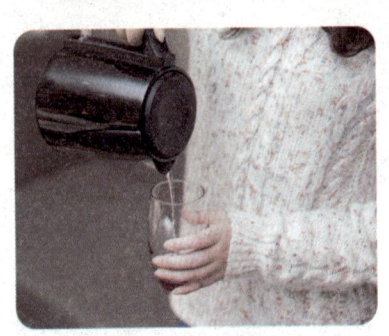

---

❶ 体质量指数(Body Mass Index,BMI):用于衡量成年人的体重是否处于健康范围。它的公式为:$BMI = \dfrac{体重(千克)}{身高^2(米)}$。

部分德国人则更倾向于温和的断食方式，每日大概摄入 200 千卡的食物。

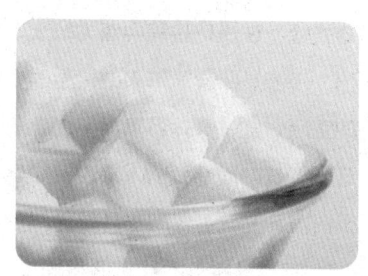

在断食开始的 24 小时内，人体内部会发生一系列显著的生理变化。断食开始后的几小时，血液中循环的葡萄糖就会被迅速消耗殆尽。倘若没有及时通过食物进行补充，身体就会开始动用储存在肌肉和肝脏中的糖原，这些糖原其实就是身体储备的葡萄糖。当糖原储备被消耗完之后，身体才会启动燃烧脂肪的过程。脂肪燃烧的实质是脂肪酸在肝脏中进行 β- 氧化，进而产生一种名为酮体的物质。此时，大脑的部分能量来源从糖原转换为酮体。

在断食的前两天，很多人可能会感到身体明显不适，这主要是因为身体和大脑所依赖的供能物质需要从熟悉的葡萄糖和糖原转变为酮体。由于身体尚未适应酮体供能，所以可能会出现头痛、失眠、头晕等过渡性症状。不过，到了断食的第三天，身体会通过自身的代谢适应机制来缓解这些症状。

研究发现，经历过四日断食的人群，其体脂、血糖以及 IGF-1❶ 的数值都会出现不同程度的下降。然而，四日断食这种

---

❶ IGF-1（Insulin-like Growth Factor-1）：胰岛素样生长因子 -1，对人体的生长发育和代谢调节起关键作用。

方式除了在执行过程中面临较大难度之外，还存在一个明显的缺陷，那就是断食所带来的代谢改变难以长久维持。一旦恢复正常的生活方式，身体各项指标就会逐渐回到断食前的基线水平。而且对于长时间断食的人来说，如果在断食期间不配合抗阻训练和蛋白质补充，不仅脂肪会减少，瘦体重也会随之降低。

与四日断食不同，两日断食相对更为灵活且易于操作。两日断食的具体要求是，每周只需选择固定的两天进行断食，比如周一和周四。这样做的好处是，亲朋好友以及身边的人能够清晰地知晓你的断食日期，从而有效减少在社交活动中可能遇到的困扰。

那么，两日断食的实际效果究竟如何呢？科学家曾针对115名女性志愿者展开相关实验。他们将这115名女性随机分为3组：第一组遵循每日1500千卡的改良地中海式饮食模式，严格

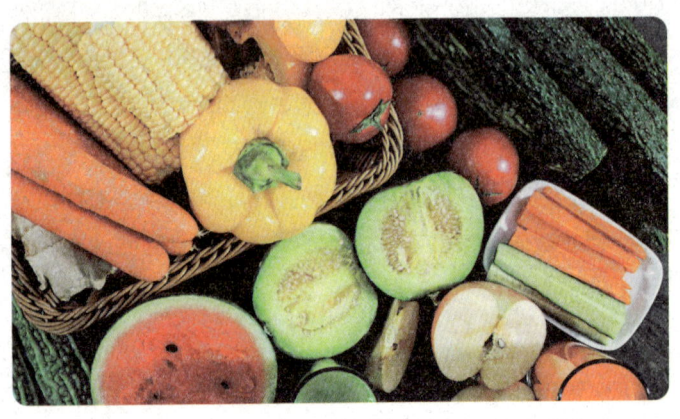

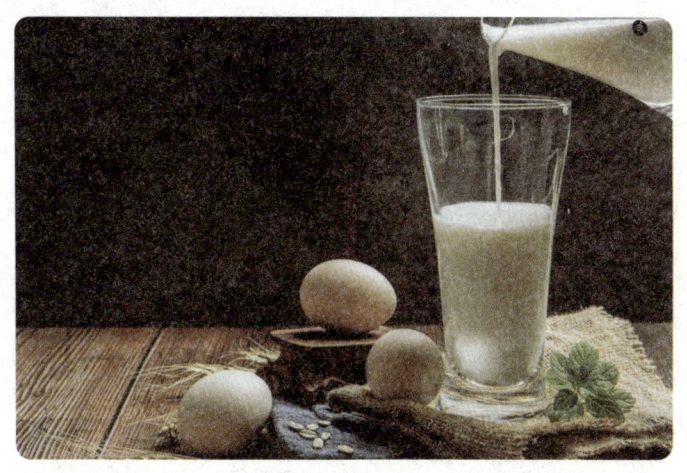

避免食用高脂食物,同时杜绝饮酒;第二组采用两日断食的方式,即每周正常进食五天,另外两天执行每日 650 千卡的低碳水化合物饮食;第三组同样是每周有两天严格限制碳水化合物的摄入,但对总热量不做限制。经过 3 个月的实验观察发现,执行第二组两日断食方案的女性平均体重减少量最多,达到了 4 千克,显著高于全程限制热量摄入的第一组(平均体重减少 2.4 千克)。由此可见,相较于持续性节食,每周两日的轻断食不仅在执行难度上更低,而且在减重等代谢指标改善方面也更为显著。

轻断食能带给身体的好处有哪些

近年来,部分医院将轻断食纳入临床减重管理方案,甚至成立了专门的学会,轻断食逐步成为正规课题展开深入研究。轻断食对人体能产生多方面的生理影响，大致可归纳为以下六个方面。

第一，轻断食能够促进人体过剩脂肪的代谢，帮助人们在合理周期内以健康的方式实现减重的目标。

第二，通过轻断食可以激活细胞自噬作用，提高血液循环效率，维持良好的身体状态。

第三，轻断食有助于调整和改善饮食习惯，恢复味觉感知，使我们更倾向于选择健康的食物。

第四，轻断食对于自主神经功能调节、消化系统功能异常以及免疫系统平衡等问题，可能具有修复和调节的功效，有助于改善其功能。

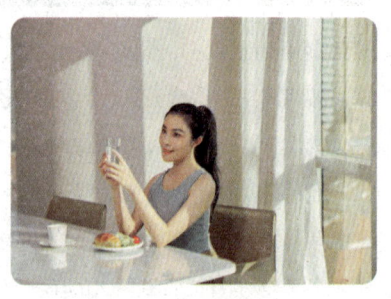

第五，轻断食也是一种有效的放松方式，能够舒缓精神压力，让大脑得到充分的休息，从而焕发年轻活力。

第六，轻断食在某些疾病的辅助管理领域可能具有应用价值，例如胃下垂、胃炎、痢疾、便秘等胃肠道症状；特应性皮

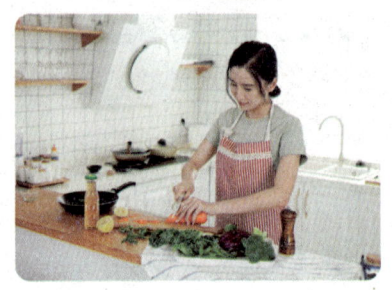

炎、湿疹等皮肤问题；子宫肌瘤、月经不调、更年期综合征等女性健康问题；焦虑状态、轻度抑郁症等情绪障碍以及高血压、高脂血、糖耐量异常等代谢问题。值得一提的是，有部分人尝试借助轻断食来改善生殖内分泌功能，个别案例显示可以获益。由此可见，科学合理地进行轻断食，可能为人体带来意想不到的积极效果。

❀ 你适合轻断食吗

在考虑是否进行轻断食时，很多人心中都会有这样的疑惑：自己到底适不适合轻断食？其实，在正式开始轻断食之前，通过专业评估了解自身的健康状况以及对轻断食的适应程度，是非常关键的步骤。以下为建议的评估内容。

编号	问题	是（1分）	否（0分）
1	吃饭时，是否常常因为赶时间而进食过快，没有充分咀嚼食物？		
2	目前的体重是否超出BMI正常范围的上限？		
3	是否经常吃减肥药，然而体重却呈现反弹趋势？		
4	是否因为过于忙碌而饮食不规律，比如经常没吃午餐就直接吃晚餐，或者干脆不吃早餐？		

续表

编号	问题	是 (1分)	否 (0分)
5	是否长期坚持一味地节食,但体重仍持续增加?		
6	是否偏爱油炸、高脂肪、高热量的食物?		
7	吃肉的时候是否喜欢连皮一起吃?		
8	每月是否有2餐以上是在外面餐厅解决的?		
9	工作时是否长期保持久坐不动的状态?		
10	是否习惯一下班回到家就立刻坐下来吃饭或者看电视,然后一直保持久坐的状态直到上床睡觉?		
11	每周运动次数是否小于2次,或者每周运动时间小于150分钟?		
12	是否经常把吃大餐作为庆祝特别节日以及取得成就的方式?		
13	是否因体型焦虑而变得害怕吃东西,甚至对吃任何东西都怀有严重的罪恶感?		
14	是否虽然进行运动减肥,但依然会摄入大量食物?		
15	是否正遭受肥胖所引发的相关代谢综合征?		

得分说明

0～6分：表明你的饮食相对规律且结构合理，膳食偏好以清淡、少油为主。未发现节食或服用减肥药等不健康减重行为。提示你的体重可能处于正常的 BMI 范围，体脂率较理想，目前未出现肥胖代谢异常风险。综合考量，你无需进行轻断食。

7～10分：提示你可能存在因作息不规律导致的饮食不规律现象。日常饮食可能偏爱烤串、油饼等高热量食物，并且很少进行身体锻炼，若伴随腰围增加或衣物尺寸变化，你很可能面临体重超标的风险，建议通过人体成分检测确认。建议你可以尝试通过轻断食来适当减轻体重。

10分以上：提示你日常耐力下降，可能存在做事时感觉较为吃力，容易出汗，走路、爬楼梯时会气喘吁吁。若体检显示 BMI ≥ 24 或伴有高血压、高血糖、高血脂问题，建议在医疗监督下制定综合减重计划，其中轻断食作为干预手段。

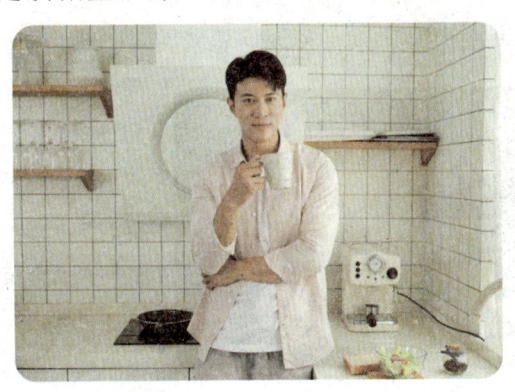

第二章
轻断食计划的实施

🌺 轻断食日每天摄取的热量范围

从营养学的角度来讲，一个成年人通常每日需要摄入1200千卡以上的热量才能维持基础代谢。当热量摄入超过身体消耗时，多余的热量会转化为脂肪储存起来，进而导致人体发胖；而当热量摄入低于身体消耗时，身体会消耗脂肪来提供能量，有助于促进脂肪代谢和减肥。

轻断食采用的是非连续的两天断食方式。在断食日，男性只需保证摄取的热量不超过600千卡，女性不超过500千卡。这样的热量摄入既符合低热量饮食原则，又能满足身体的最低热量需求。

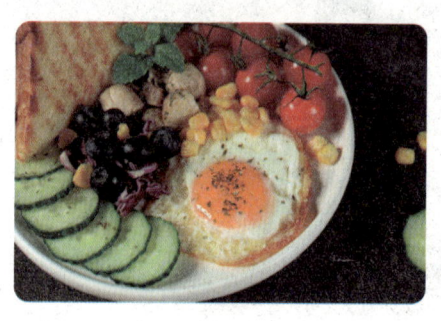

❀ 轻断食可以吃什么

在轻断食期间，有不少食物可供选择。水产类如金枪鱼、鲑鱼（三文鱼）、白水鱼、武昌鱼、鲫鱼、带鱼、黄鱼、青鱼、虾等；禽蛋类有去皮的鸡肉、鸭肉、鸽肉以及鸡蛋、鸭蛋等；豆制品有豆腐、豆干、豆浆、豆腐皮、腐竹、素火腿等。

即便有这些食物可选，在断食日，既不应完全拒绝碳水化合物的摄入，也不宜大量食用各种肉类、鱼等高蛋白质食物。在此特别推荐蛋类食物，鸡蛋饱和脂肪含量低，营养丰富。2020年，美国心脏协会指出，饮食胆固醇与血胆固醇关联性较弱，而且一个鸡蛋的热量仅约70千卡。研究发现，早餐摄取蛋类蛋白质的人比早餐只吃小麦蛋白质的人更不容易感到饥饿。因此，在断食日的早餐选择以鸡蛋为主较为合理，最好选择水煮蛋，这样可以

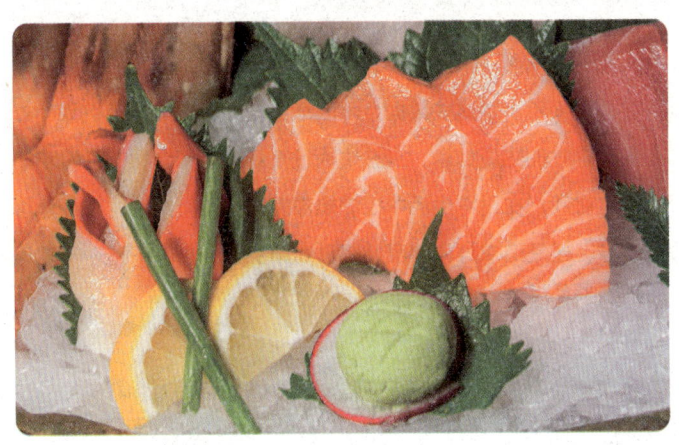

避免摄入额外的热量。值得一提的是，坚果虽然热量较高，但其升糖指数（GI值）❶大多较低，同时能带来很强的饱腹感，可作为断食日的备选食材之一。

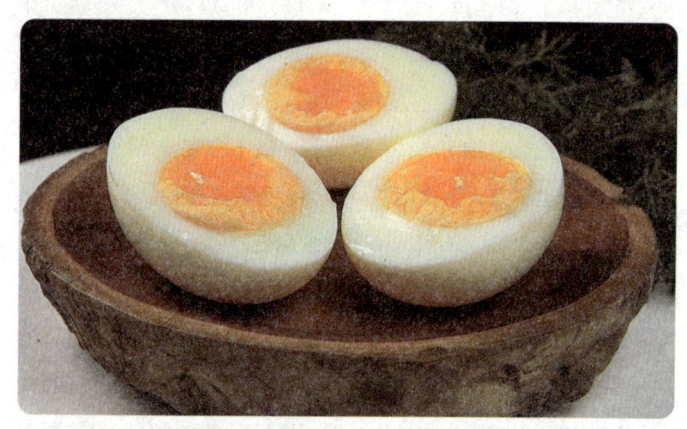

🌸 轻断食饮食有哪些注意事项

在进行轻断食时，准确估算食物的热量、重量和体积非常重要。如果不清楚这些数据，可以通过相关网站或者手机软件查询各类食物的热量信息。能够快速且直观地估算食物的分量和热量，这对我们在日常生活中控制热量摄入非常有帮助，无论是想要瘦身，还是追求身体健康，都具有重要意义。以下是一些常见食物的大致热量、重量和体积数据：

---

❶ 升糖指数（Glycemic Index，GI值）：用来衡量碳水化合物类食物在摄入后2小时内引起血糖上升速度的指标。

食物名称	重量	体积	热量
低脂牛奶	约250毫升	1杯	约107千卡
白方包	约36克	1片	约84千卡
白米饭	约100克	1碗	约143千卡
水煮蛋	约50克	1个	约70千卡
煎鸡蛋	约50克	1个	约100千卡
鲜橙汁	约250毫升	1杯	约112千卡
苹果	约250克	1个	约130千卡
肉汤	约250毫升	1碗	约75千卡
菜汤	约250毫升	1碗	约32千卡
煮鸡胸肉	约100克	1块	约133千卡
土豆	约120克	1个	约93千卡
菜心	约100克	6根	约25千卡

为什么要选择低升糖指数（GI值）食物

升糖指数，其完整的名称是"血糖生成指数"，它所体现的是某种食物引起血糖上升的速度与能力。

在各类营养物质中，碳水化合物对血糖的影响最为显著。不过，并非所有的碳水化合物对血糖的影响都相同。有节食经验的

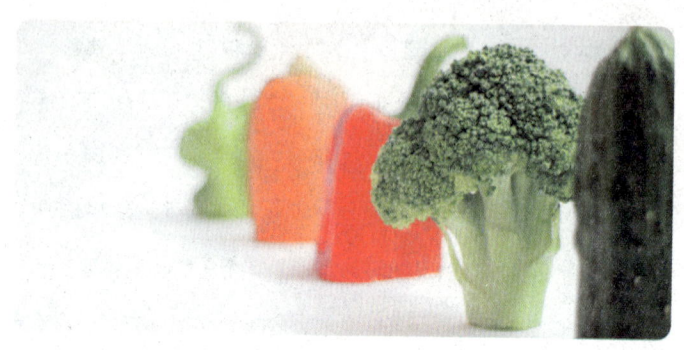

人都明白,想要判断哪种碳水化合物会导致血糖快速上升,哪种不会,有一个有效的方法,那就是查询食物的升糖指数。升糖指数以100为最高值,每一种食物都对应着一个特定的数值。一般来说,数值低于55的食物通常不会引起血糖急剧升高。所以,为了稳定血糖,我们在选择食物时,应该优先挑选升糖指数低的食物。

除了食物的种类会对血糖升高产生影响之外,食物的摄入量也与血糖升高密切相关。可能很多人都想不到,吃一颗中等大小(约150克)的烤马铃薯对血糖的影响竟然和吃一大匙糖(约15克)的效果差不多。还有一个比较意外的情况是,豆浆的升糖指数以及血糖负荷(GL值)❶都要高于牛奶(全脂牛奶GI=30~40,无糖豆浆GI=40~50)。因此,从控制血糖的角度考虑,我们建

---

❶ 血糖负荷(Glycemic Load,GL值):是比升糖指数(GI)更全面评估食物对血糖影响的指标。

议选择牛奶作为日常饮料。

此外，在很多人的认知里，冰激凌的升糖指数和血糖负荷都非常高，但实际情况并非如此。如果考虑热量因素，在享用一顿丰盛的正餐后，来一份令人心情愉悦的甜点，选择适量冰激凌（建议控制在 50 克以内）和草莓（GI=40）搭配在一起食用，那会是一个相当不错的选择（草莓中的膳食纤维有助于延缓糖分的吸收）。

如何对抗饥饿感

在进食过程中，采用小口慢嚼的方式是有效对抗饥饿感的良好策略。现代科学研究表明，大脑的饱食中枢接收并感知到"饱"的信号需要约 15~20 分钟。口腔咀嚼动作刺激迷走神经信号的传递，胃部初步消化所产生的机械刺激在控制食欲方面起着关键作用。

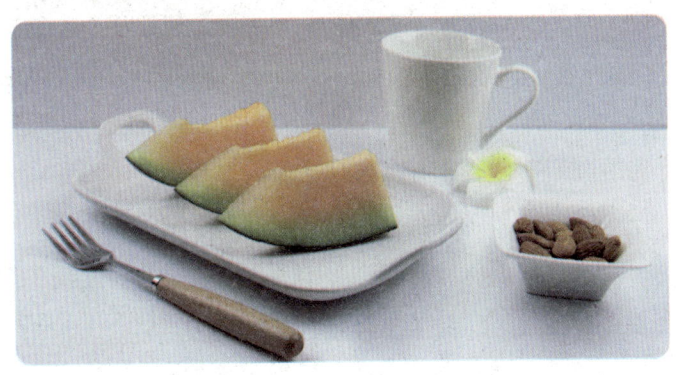

当进食速度过快时,此时的进食量并非由大脑的饱腹反馈系统掌控,而是依靠胃的机械感受器来感知。尤其是对于那些精白细软的食物,当胃里产生饱胀感时,实际上摄入的总热量已经远远超出了身体的实际需求。所以,对于正在进行轻断食,需要控制热量摄入并增强饱腹感的人来说,选择小口进食、细细咀嚼的进食方式,能够帮助他们在餐后20分钟内更快地产生饱腹感,从而减少食物的总体摄入量。

在刚开始尝试轻断食时,饥饿感往往会成为困扰。想要克服这种饥饿感,首要的是消除内心对它的恐惧。因为每次轻断食的时间通常控制在12~16小时,健康人群的短暂饥饿状态一般不会对身体造成实质性伤害。而且,饥饿感呈现波动性特征。通常情况下,当感到饥饿后,如果在20~30分钟内不去理会它,饥饿感便会暂时消退。除此之外,将注意力高度集中在工作上,也是一种有效的方法,能够激活前额叶皮层,抑制饥饿信号,使其不再那么强烈。

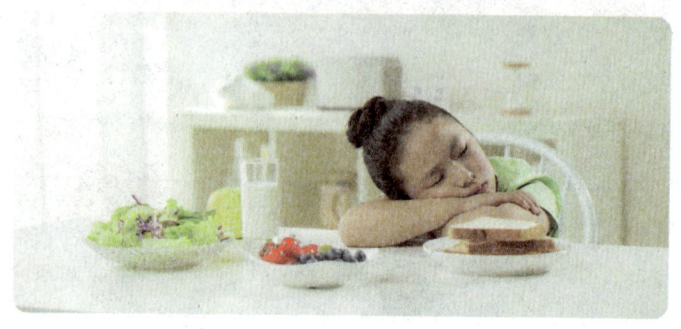

第二章 轻断食计划的实施

🌸 顺利执行轻断食的秘诀

若想让轻断食计划执行得更为顺畅,轻断食者不妨参考以下实用秘诀来开启轻断食之旅。

首先,在开始断食前寻找一位能够给予支持的朋友,并邀请对方一同参与轻断食计划。这样一来,彼此间可以相互鼓励、监督,分享轻断食过程中积累的经验和心得,这对双方顺利推进轻断食计划有着显著帮助。倘若参与轻断食的是情侣或者夫妻,那就更加方便了,二人在断食期间不仅能相互支持,还能借此机会通过共同目标促进催产素分泌,增进感情,建立起更为深厚、亲密的"情感纽带"。此外,与那些了解轻断食计划基本原则的人一起用餐,会让自己在断食过程中减轻社交压力。

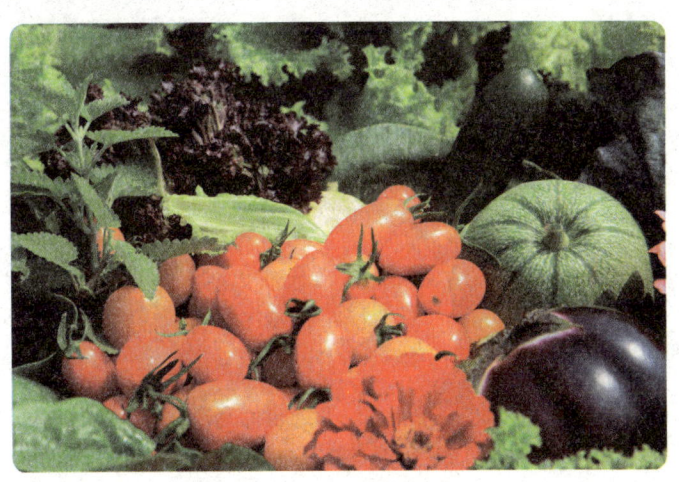

提前准备好断食日所需的食物,这不仅能使烹饪过程更加便利,还能避免冰箱中其他高热量食物对你产生持续诱惑。在开始轻断食之前,务必将家中的高热量零食清理干净。否则,这些食物会一直"待在橱柜里",不断勾起你的食欲,无端增加断食日的难度。由于断食日对热量的限制需严格遵循,所以实际摄入的食物量必须精准把控。比如,玉米片的包装上标注"一份30克",不同品牌实际热量可能存在20%的差异,需仔细核对营养成分表。

值得注意的是,在非断食日通常无需再刻意计算食物的热量,毕竟生活中还有许多更有趣的事情值得去做。

在准备进食前,尝试着延迟进食冲动10~15分钟,观察饥饿感是否会随之消退(一般情况下饥饿感是会消失的)。在断

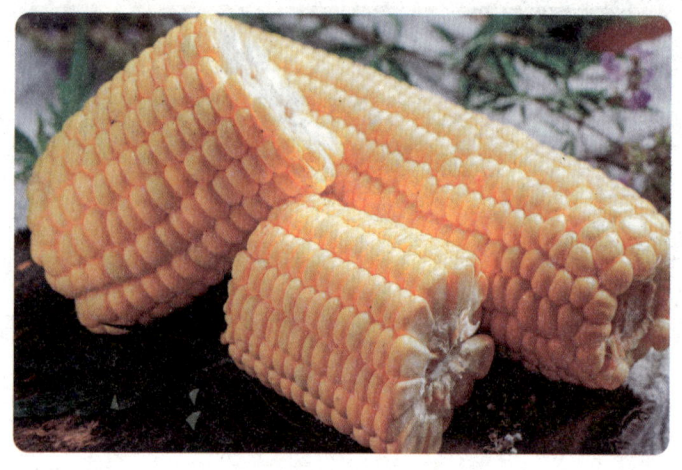

食日进食时,一定要保持专注,充分意识到自己正在进食。若特别想吃点心,应选择那些低升糖指数(GI值＜55)的食物,比如胡萝卜条、未添加调味料的气炸式爆米花(30克)、苹果(GI=36)或者草莓(GI=40)。但也要注意不能无节制地进食,否则很快就会超出规定的热量限额,导致轻断食计划功亏一篑。

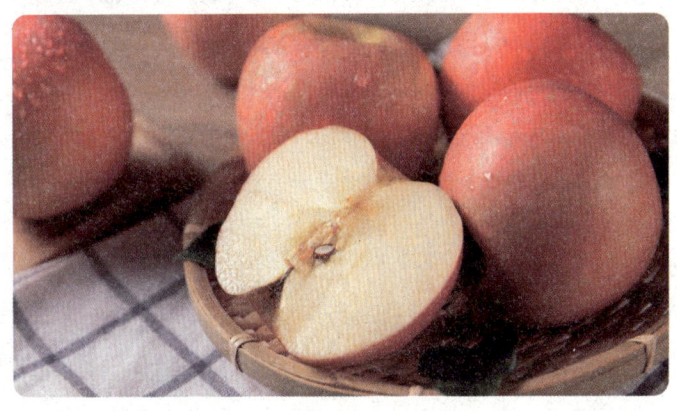

有过高空跳伞经历的人应该都有这样的体会:在高空跳伞的那短短几秒钟内,所有的饥饿感都会被抛诸脑后。其实,只要我们全身心地投入非饮食相关的高专注度活动中,饥饿感就会大幅减轻。如今,美味诱人的食物随处可见,它们在各个角落吸引着我们,而适度的阅读、运动就是抵御这些美食诱惑的有效干预方式。请记住,如果实在想吃甜甜圈,可以等到断食日结束后的第二天适量食用,不必强迫自己忍耐(长期过度压抑可能引发补偿性暴食)。

🌸 轻断食常见的误区

在轻断食实践过程中,许多人会陷入各种各样的误区,这使得轻断食推行起来困难重重,最终效果也不尽如人意。甚至还有部分人一开始就对轻断食的效果存疑,对其持否定态度。那么,轻断食究竟有哪些不为人知的真相呢?接下来,我们就详细剖析一下轻断食常见的 5 个误区,帮助轻断食者更好地实施计划。

误区一: 轻断食会带来极大痛苦。

轻断食并非让人完全断绝食物,而是在一周内选择 2 天,女性摄入约 500 千卡、男性约 600 千卡热量的食物,其余时间仍可正常适量地享用各种美食。所以,它并非一种会带来极度痛苦的节食方式。

误区二: 轻断食适用于所有人,可每天进行。

轻断食的正确方式为每周 5 天保持正常饮食,选择非连续的两天进行轻断食,并非每天都要进行。而且,轻断食有其特

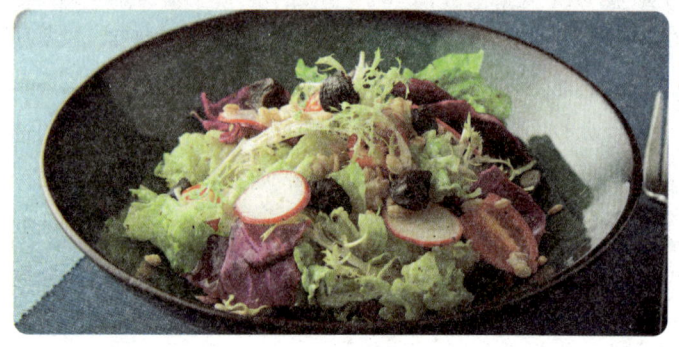

定的适用人群（需满足 BMI ≥ 18.5 且无进食障碍病史），像 BMI ≥ 24 的超重或肥胖者，以及经医生评估后的患有高血压、高血脂、糖尿病前期的人群相对比较适合。但像 BMI < 18.5 营养不良者、血糖控制不稳定者，还有老年人、儿童、孕妇以及哺乳期妇女，都不适合进行轻断食。

误区三：轻断食 2 天管住嘴，其余 5 天就能随意吃喝。

有些人心存侥幸，认为只要在轻断食的 2 天里控制饮食，其余 5 天就可以毫无节制地大吃大喝。然而，研究显示，非断食日热量超标会抵消 83% 的代谢收益，如果只是轻断食的 2 天吃些低热量的蔬菜、水果，其他时间暴饮暴食，那么最终的瘦身效果将会微乎其微。

误区四：轻断食瘦身效果好，就可连续轻断食一周以上。

连续超过 3 天的轻断食需医疗监护。由于轻断食期间饮食结构变化较大，短期内进行轻断食一般不会出现太大问题，但若长期如此，很可能会导致营养不良。因此，轻断食不宜长时间持续进行。

误区五：轻断食期间完全不能运动。

在轻断食日，确实要避免中高强度运动。这是因为当天摄入的热量较低，如果强行进行中高强度的锻炼，不仅容易造成运动伤害，还可能会使身体启动防御机制，可能引发肌肉分解和脂肪储存。不过，像散步、慢走这类低强度运动，在轻断食日还是可以进行的。

第三章
男性两天轻断食菜单

❀ 男性轻断食必需营养素有哪些

轻断食倡导在一定时间段内进行限制性饮食,但这并不意味着要完全禁食。为了实现健康且愉悦的瘦身效果,人体必需的各

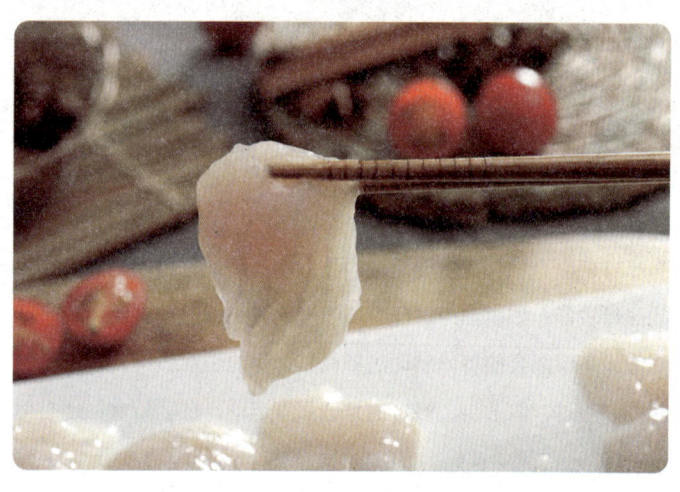

第三章 男性两天轻断食菜单

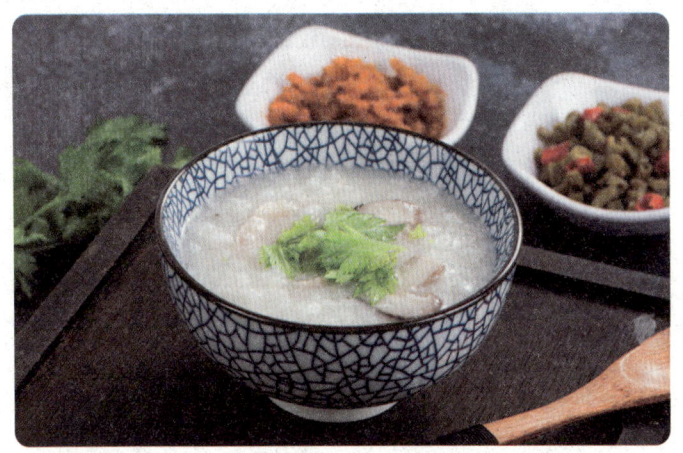

类营养素,如蛋白质、脂肪、碳水化合物、维生素及矿物质等,都需要适量摄取。

在轻断食的两天里,对热量摄入的把控至关重要,建议每日的总热量严格限制在600千卡以内。倘若刚开始难以做到,不妨采取循序渐进的方式,按照900千卡、800千卡、700千卡的顺序,逐步过渡到目标热量的阶梯式方案来进行。

轻断食期间,饮食方面建议选择高纤维、低升糖指数的食物,如燕麦粥、蔬菜汤等。适量摄取富含优质蛋白质的食物,同时,低脂乳制品、新鲜的低糖水果等也可以适当食用。不过,在享用这些食物时,一定要时刻谨记:所有摄入食物的总热量绝对不能超过600千卡的上限,建议通过食物秤精确计算。

另外,在食物的烹饪过程中,要严格控制盐和油的使用量,切实遵循每日盐摄入量＜5克、油＜25克的饮食原则,避免因过量摄入盐和油而影响轻断食的代谢效果。

至于不需要进行轻断食的那5天,饮食可以恢复到正常状态。可以多选择全谷类以及未精加工的食物,深色蔬菜、低GI值水果、豆类、鱼类和低脂乳制品等各类营养丰富的食物也应该合理搭配。

蛋白质

蛋白质是构成细胞和组织的关键成分,约占人体质量的16%~20%,在人体的能量代谢和生长发育过程中发挥着至关重要的作用。

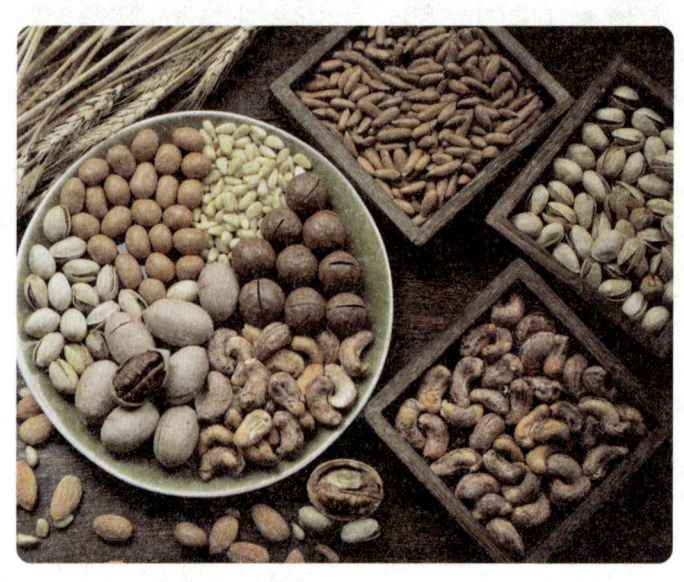

第三章 男性两天轻断食菜单

【对轻断食者的益处】蛋白质在体内的消化吸收过程较为缓慢,能够长时间维持饱腹感,有助于控制饮食量。同时,它还能调节胰岛素和胰高血糖素水平,降低脂肪合成酶活性,进而减少赘肉的产生。

【食物来源】肉类和鱼类富含优质蛋白质,奶类、蛋类、大豆类也是优质蛋白质的来源。建议轻断食者多食用鱼肉、鸡肉(去皮)、蛋、虾以及坚果等食物。

脂肪

脂肪是产生热量最高的能源物质,每克脂肪在体内产生的热量是蛋白质的2.25倍,堪称人体的"燃料仓库"。

【对轻断食者的益处】脂

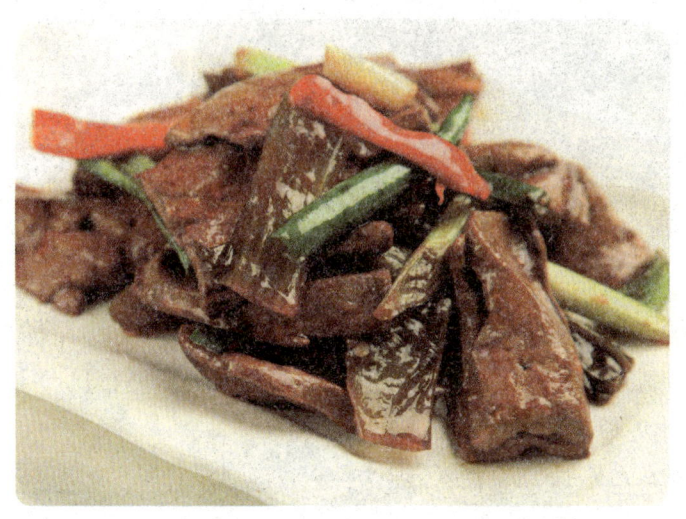

肪能够为轻断食者提供每克9千卡的浓缩能量,起到保护皮肤和内脏的作用,有助于维持体温稳定。此外,它还能促进脂溶性维生素的溶解和吸收,并提供人体必需的脂肪酸,具有延长胃排空时间的作用。

【食物来源】日常生活中的食用植物油和动物油是直接摄取脂肪的途径。优先选择不饱和脂肪来源,如橄榄油、深海鱼类。

维生素A

维生素A属于脂溶性维生素,它能够协助维生素C促进胶原蛋白合成和骨细胞的分化,调节表皮及角质层的新陈代谢,具有抗衰老和去皱纹的功效。

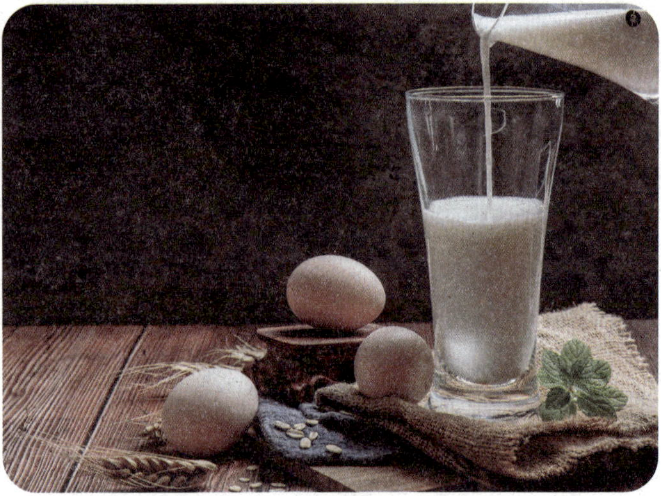

第三章 男性两天轻断食菜单

【对轻断食者的益处】维生素A不仅对眼睛有益,还能帮助调节脂肪代谢,促进脂肪代谢,具有抗氧化作用。在轻断食这种减肥过程中,它能维持皮肤健康,让人看起来更加紧致。

【食物来源】动物肝脏、鱼肝油、牛奶以及蛋黄是维生素A的优质来源。此外,深色蔬菜中的胡萝卜素在体内也可转化为维生素A,如油菜、胡萝卜、番茄和荠菜等。

维生素B_1

维生素B_1是人体不可或缺的营养素之一,它能够促进肠胃蠕动,促进食物的消化吸收。

【对轻断食者的益处】维生素B_1有助于将体内葡萄糖转化为热量,加速运动过程中

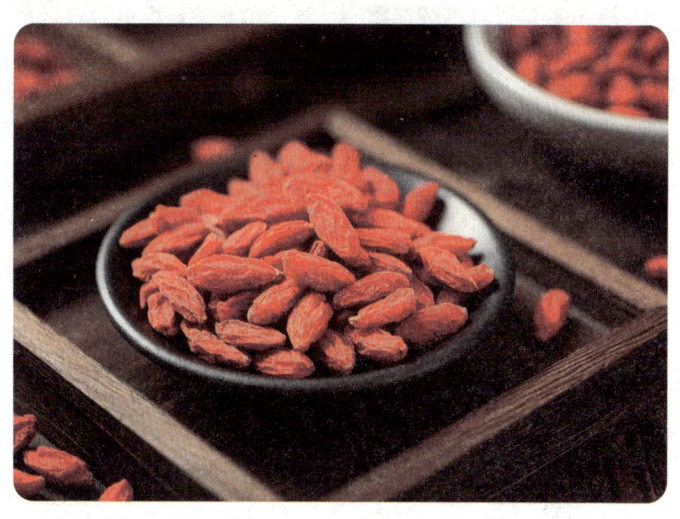

肝糖原的消耗。若人体缺乏维生素B_1，将无法顺利地将葡萄糖转化为热量。

【食物来源】在植物性食物中，豆类和花生中的维生素B_1含量较高，糙米、全谷物和毛豆的含量次之。在动物性食物中，畜肉及内脏中的维生素B_1含量较为丰富。

维生素C

维生素C可以维持血管弹性，降低血液中胆固醇的含量，可以辅助预防心血管疾病。

【对轻断食者的益处】维生素C能抑制黑色素生成，可以帮助淡化色斑，使皮肤更加白皙，还能通过抗氧化作用延缓皮肤衰老。

【食物来源】维生素C主要来源于新鲜蔬菜和水果。蔬菜中，苦瓜、彩椒、菠菜、西蓝花和韭菜等维生素C含量

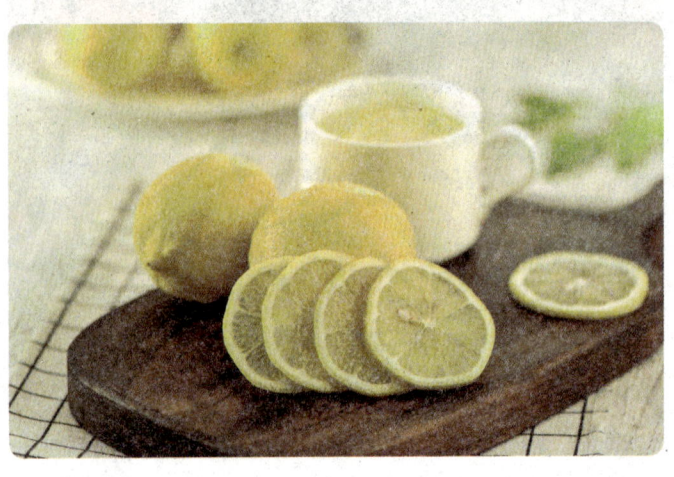

第三章 男性两天轻断食菜单

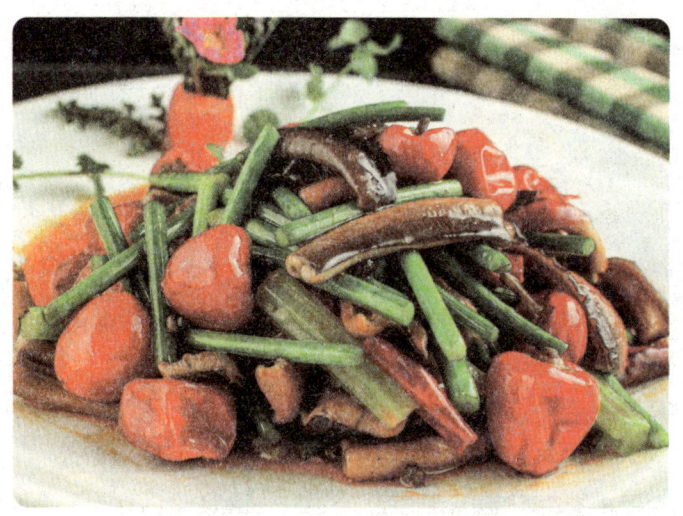

丰富；水果中，猕猴桃、草莓、橙子、柠檬等维生素C含量较高。

 钙

钙是人体骨骼和牙齿的主要成分，约占体重的1.5%~2%，是人体必需的重要物质。严重缺钙的儿童会引发佝偻病，成年人可能导致骨质疏松。

【对轻断食者的益处】充足的钙，尤其是离子钙，能在肠道中与食物中的脂肪酸、胆固醇相结合，形成难吸收物质，促进脂肪随粪便排出体外，从而可能辅助体重管理。

【食物来源】奶类和奶制品是补钙的首选，像牛奶、羊奶、脱脂乳以及脱脂奶粉等，它们含钙量高且吸收率高。鱼类和坚果类也含有丰富的钙，如沙丁鱼、芝麻、杏仁和奇亚籽等。

维生素 B_2

维生素 B_2 是一种水溶性维生素,易于被人体消化和吸收。其排出量会根据体内的需求而发生变化,不会在体内蓄积。

【对轻断食者的益处】维生素 B_2 有助于脂肪代谢过程。对于限制热量摄入和运动减肥的人来说,它是一种非常重要的营养素。

【食物来源】维生素 B_2 广泛存在于各类食物中。通常动物性食物中的维生素 B_2 含量高于植物性食物,如各种动物的肝脏、肾脏、乳制品、蛋黄、鳝鱼等。

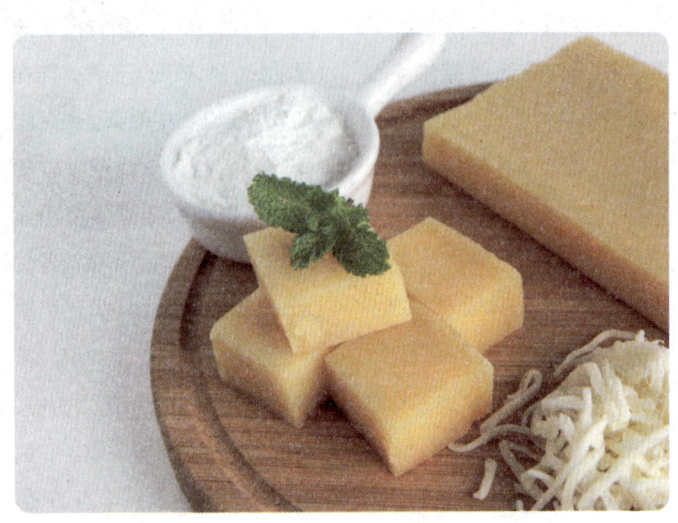

维生素D

维生素D被称为"阳光维生素",是人体必需的一种维生素。它能够促进钙、磷的吸收,对预防儿童佝偻病和成人骨质疏松症有显著效果。

【对轻断食者的益处】维生素D可通过调节瘦素敏感性影响食欲。瘦素是一种可以控制食欲的激素,能使人在进食后产生饱腹感,从而停止进食。此外,在控制热量摄入时,充足的维生素D可能辅助体重管理。

【食物来源】人体只要接受充足的日光照射,就能合成足够的维生素D(深色皮肤人群、老年人、高纬度地区人群合成效率较低)。含脂肪较高的海鱼、三文鱼、动物肝脏、蛋黄、奶油以及奶酪中,维生素D的含量相对较为丰富。

膳食纤维

膳食纤维是一种一般不易被人体消化的食物营养素,在维持消化系统健康方面发挥着重要作用。摄入足够的膳食纤维可以降低心血管疾病、癌症等多种疾病。

【对轻断食者的益处】膳食纤维有助于维持消化系统的正常运转,稳定血糖,减少脂肪堆积,增加饱腹感。

【食物来源】全谷类粮食富含膳食纤维,如麦麸、麦片、全麦粉、糙米和燕麦等。此外,豆类、蔬菜和水果中也含有较多的膳食纤维。

糖类

糖类在人类生命活动中具有重要作用,是人体热能的

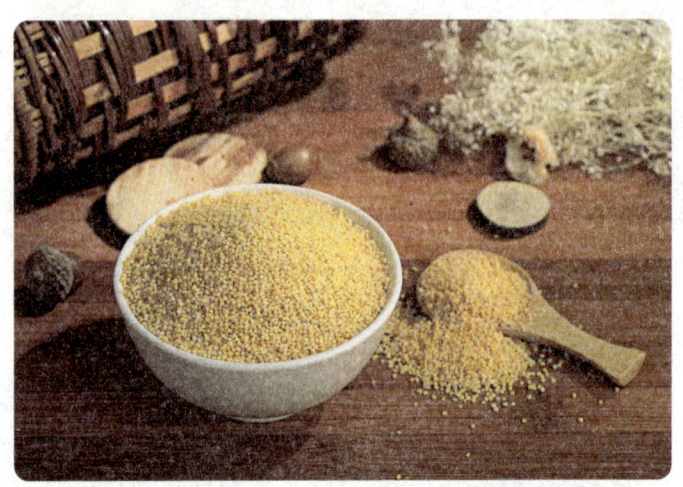

主要来源。

【对轻断食者的益处】糖类复合碳水化合物吸收较慢，有助于控制血糖，增强饱腹感，延缓饥饿感的出现。

【食物来源】糖类主要来源于植物性食物，根茎类食物如红薯、马铃薯、藕粉和菱角粉等，以及谷类的小米和高粱米等，都富含糖类。

菜单分享

第一周：第1天轻断食

对于轻断食的人来说，火龙果和牛奶是非常理想的早餐选择。轻断食者既能品尝到营养丰富的牛奶，又能享受到美味可口的水果。

火龙果： 火龙果中含有一般蔬果里比较少见的植物性白蛋白。部分研究显示，其可

第三章 男性两天轻断食菜单

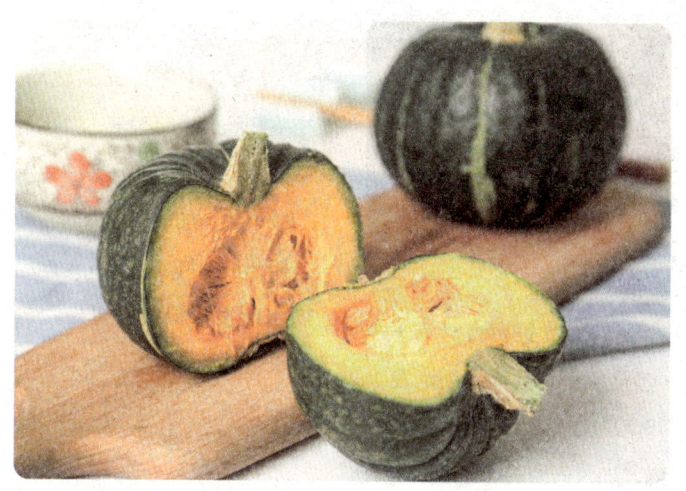

能结合金属离子，然后通过排泄系统排出体外，从而可能起到辅助解毒的作用。

南瓜：南瓜富含胡萝卜素，具有健脾的作用，维生素A原（β-胡萝卜素）有助于保护视力健康，保护肝脏，含有的抗氧化成分可能降低氧化应激。

元贝：元贝含有的维生素E，有助于抑制皮肤衰老，防止色素沉着。对于因皮肤过敏或感染引发的皮肤干燥、瘙痒等问题，其锌含量可能对支持皮肤屏障修复有缓解效果。

以下为您介绍3种适合轻断食第一周第1天食用的美食及其制作方法：

百合南瓜羹

【热量】约90千卡。

【材料】南瓜约300克，

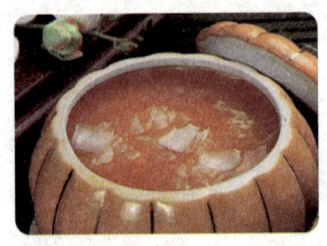

百合约30克。

【做法】把百合清洗干净（若使用干百合需提前泡发）。将南瓜去皮并切成块，放入锅内，加入适量的水，煮至沸腾后，转小火慢熬成蓉状。放入百合，再继续煲煮10分钟至百合软化即可。

姜蓉粉丝蒸元贝

【热量】约210千卡。

【材料】元贝2个，粉丝

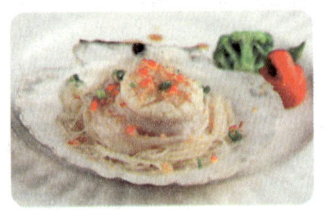

约20克，姜、食用油适量。

【做法】先将元贝洗净，挖去肠肚，去除腮部，并用刷子把贝壳刷洗干净；姜去皮后切成小块，加入适量的水，放入榨汁机中打成姜蓉；粉丝用热水泡发，剪成5厘米左右的长度。将泡发好的粉丝和姜蓉铺放在元贝肉上。锅中烧开水，放入元贝，用中火蒸8~10分钟就可以享用了。

火龙果牛奶

【热量】约210千卡。

【材料】火龙果果肉约200克，牛奶150毫升。

【做法】先将火龙果果肉切成小块，放置一旁备用。拿出餐盘，把切好的火龙果果肉倒入其中，接着倒入150毫升牛奶，搅拌均匀后即可食用。

第三章　男性两天轻断食菜单

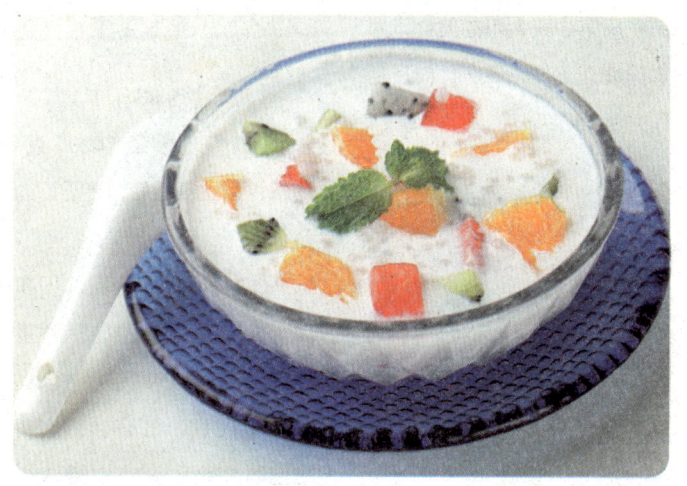

第一周：第 2 天轻断食

在轻断食第一周的第 2 天，晚餐选择西蓝花炒牛肉是个不错的决定。牛肉富含多种营养成分，能够有效增强免疫力，提供优质蛋白质以支持肌肉修复，对进行紧张训练后身体的恢复有显著帮助。

牛肉：牛肉中的肌酸含量相较于其他食品更高，对于增长肌肉、增强力量有重要作用。

红豆：红豆中含有的皂角苷具有刺激肠道的作用，有良好的利尿功效。它可辅助改善患者的水肿。

蘑菇：蘑菇中有一种名为 β 葡聚糖的多糖，它通过免疫调节作用，有助于抑制肿瘤细胞的生长，体外研究表明其可能具有潜在的抗癌活性。

以下是 3 种适合轻断食

第一周第2天食用的美食，为您详细介绍其热量、材料及制作方法：

红豆紫米粥

【热量】约269千卡。

【材料】红豆约30克，紫米约50克。

【做法】首先将红豆洗净（干红豆需提前泡4~6小时），放入锅内并加入适量的水进行烹煮，直至红豆变得软烂。接着把紫米倒入煮好红豆的锅内，再次加入适量的水，继续熬煮15~20分钟即可。

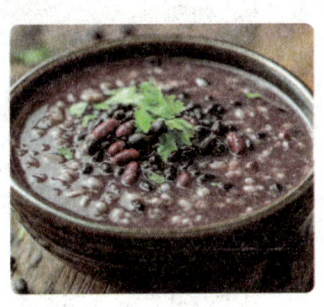

上汤蘑菇

【热量】约83千卡。

【材料】蘑菇约200克，蒜末、葱丝各适量，高汤、盐各少许，食用油少许。

【做法】把蘑菇清洗干净后切成片状。在锅中加入适量高汤，将切好的蘑菇片放入其中，中火煮3~5分钟，然后捞出摆盘备用。在锅内倒入少许食用油，将蒜末放入锅中煸炒至金黄色，接着加入适量的盐和葱丝，翻炒均匀后，将其淋在摆好盘的蘑菇上即可。

西蓝花炒牛肉

【热量】约515千卡。

【材料】西蓝花约200克，牛肉约250克，酱油、料酒、橄榄油、盐各适量。

【做法】将洗净的西蓝花

第三章　男性两天轻断食菜单

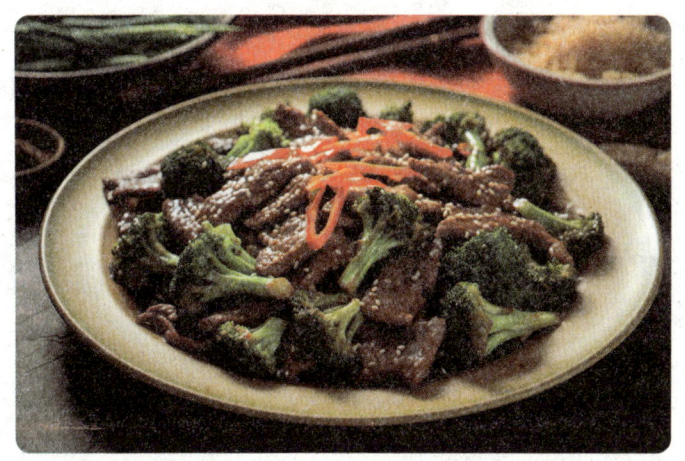

掰成小块，放入开水中焯熟，然后捞出备用。把牛肉切成条状，用酱油和料酒腌制10分钟。热锅后倒入适量的橄榄油，将腌制好的牛肉放入锅中，翻炒均匀，随后放入焯熟的西蓝花，撒上适量的盐调味，快速翻炒至食材熟软，最后盛出装入碗中即可。

第二周：第1天轻断食

在轻断食的第二周第1天，选择紫薯粥作为晚餐是个明智之选。紫薯粥的升糖指数比大米和面条都要低，而且很容易让人产生饱腹感，能够帮助您轻松地抵御饥饿感。

紫薯：紫薯中含有的硒元素、铁元素等，对人体有诸多好处，比如抗疲劳、延缓衰老。特别是硒元素，参与抗氧化酶合成，可辅助降低氧化应激；但防癌效果需长期观察。

鸡蛋：鸡蛋含有丰富的

DHA、卵磷脂和胆碱，这些营养成分对胎儿及婴幼儿的发育和成年人身体的整体健康都非常有益。不仅可以健脑益智、提升记忆力，还能支持肝脏代谢功能。

胡萝卜：胡萝卜中富含植物纤维，这种纤维具有很强的吸水性，在肠道中会吸收大量水分而膨胀，就像是肠道中的"充盈物质"。它能够增强肠道的蠕动能力，起到促进消化、宽肠通便的作用，可能降低结直肠癌风险。

以下为您介绍3种适合轻断食第二周第1天食用的美食，包括它们的热量、所需材料以及详细的制作方法：

胡萝卜苹果汁

【热量】约140千卡。

【材料】苹果约150克，胡萝卜约150克。

【做法】把苹果和胡萝卜洗净后，将胡萝卜切成小块，苹果去核后也切成小块，倒入

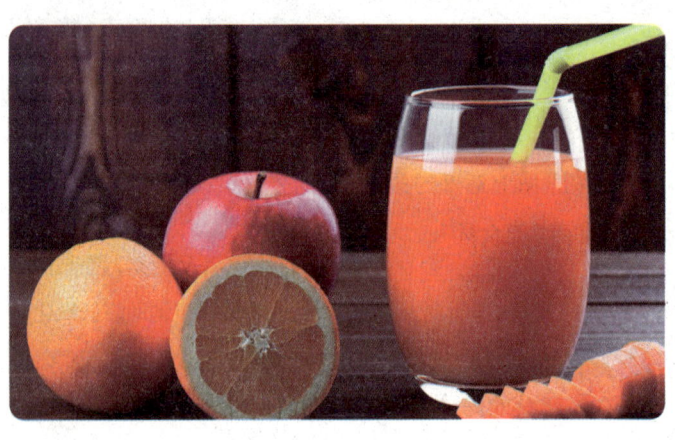

男性两天轻断食菜单

榨汁机中。加入柠檬汁抗氧化。盖好榨汁机的盖子，榨出蔬果汁后，倒入干净的杯子中就可以饮用了。

豆腐炖蛋羹

【热量】约220千卡。

【材料】鸡蛋2个，豆腐约50克，胡萝卜丁少许，姜末、盐、食用油各少许。

【做法】把鸡蛋打散，将豆腐切成小块后放入鸡蛋液中搅拌均匀，加入适量的盐调味。将调好的蛋液和豆腐放入锅中，水沸后蒸18~20分钟，蒸好后取出，淋上少许食用油。在炒锅中倒入适量的油，烧热后放入姜末炝锅，接着放入胡萝卜丁翻炒，待胡萝卜丁变色后，盛出放在蒸好的豆腐炖蛋羹上即可。

莲子紫薯粥

【热量】约240千卡。

【材料】莲子约50克，紫薯约100克。

【做法】提前2~3小时将莲子泡发（可去心以防苦味），把紫薯洗净后去皮，切成小丁。在锅中加入3大碗水，放入切好的紫薯丁和泡发好的莲子，用中火煮开后，转小火继续煮大约20分钟。等到汤汁变得浓稠，紫薯（不可长时间烹煮，以防流失抗氧化成分）也变得软糯时，就可以关火了。

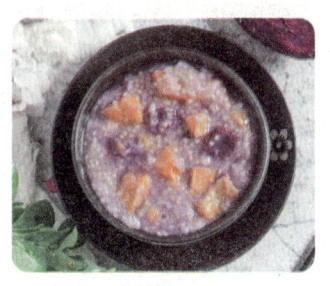

第二周：第2天轻断食

在轻断食的第二周第2天，以一份低热量的清炒绿豆芽作为早餐，能够开启元气满满的一天。轻断食可以促进代谢调节，让肠胃更轻松。坚持轻断食，有助于让身体状态变得更好。

绿豆芽：绿豆芽富含膳食纤维，是便秘患者的理想健康食材。它的膳食纤维可能辅助降低结直肠癌的风险。

鳕鱼：鳕鱼的鱼油中含有球蛋白、白蛋白以及含磷丰富的核蛋白，高蛋白的特性可增强饱腹感，适合减脂期替代红肉。同时，抑制动脉粥样硬化，降低心脑血管疾病的风险。还能缓解慢性炎症（如关节炎），并延缓细胞氧化损伤。

冬瓜：冬瓜中含有的丙醇二酸，可能减缓糖类转化为脂肪的速度。而且冬瓜本身不含脂肪，热量较低，对于想要减肥的人来说，有助于塑造轻盈的体形。

以下为您介绍3种适合轻断食第二周第2天食用的美食，包括它们各自的热量、所需材料以及详细的制作步骤：

清炒绿豆芽

【热量】约75千卡。

【材料】绿豆芽约150克，葱花适量，盐少许，食用油少许。

【做法】将绿豆芽浸泡在水中3分钟，把漂浮在水面

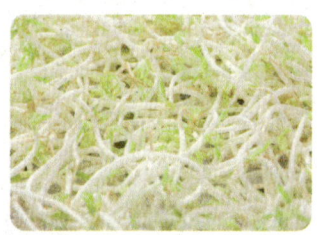

第三章 男性两天轻断食菜单

的豆壳捞去。捞出绿豆芽,沥干水分备用。在锅内倒入适量的油并烧热,油热后放入绿豆芽,不停地翻炒。炒至绿豆芽七八成熟时,加入适量的盐和葱花,再继续翻炒几下,就可以装盘了。

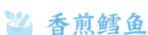
香煎鳕鱼

【热量】约683千卡。

【材料】鳕鱼约500克,肉松约30克,橄榄约25克,柠檬块约15克,香椿碎、香菜各适量,食用油适量。

【做法】先将鳕鱼解冻,放入蒸锅中用大火蒸8~10分钟,然后将蒸出的水分沥干,在鳕鱼的两面均匀地撒上盐,腌制15分钟。在煎锅中倒入适量的油,将腌制好的鳕鱼放入锅中,双面中火各煎2分钟。将煎好的鳕鱼装盘,在上面撒上肉松和香椿碎,再用香菜点缀,最后摆上柠檬块和橄榄即可。

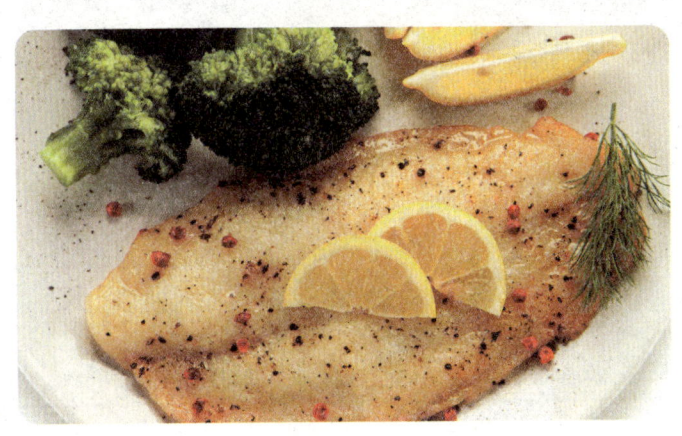

素炒冬瓜

【热量】约63千卡。

【材料】冬瓜约150克，红椒圈约5克，食用油、盐各适量。

【做法】将冬瓜去皮后切成片。在炒锅内倒入适量的油，锅烧热后，将冬瓜片倒入锅中翻炒2~3分钟，直到冬瓜变软。最后撒入少许盐，翻炒均匀后就可以起锅了。

第三周：第1天轻断食

在轻断食的第三周第1天，一份总计热量不超过130千卡的土豆泥沙拉，是轻断食日晚餐的不错选择。

菠萝：菠萝中含有一种名为"菠萝朊酶"的特殊物质，它能够分解蛋白质，溶解那些阻塞在组织中的纤维蛋白

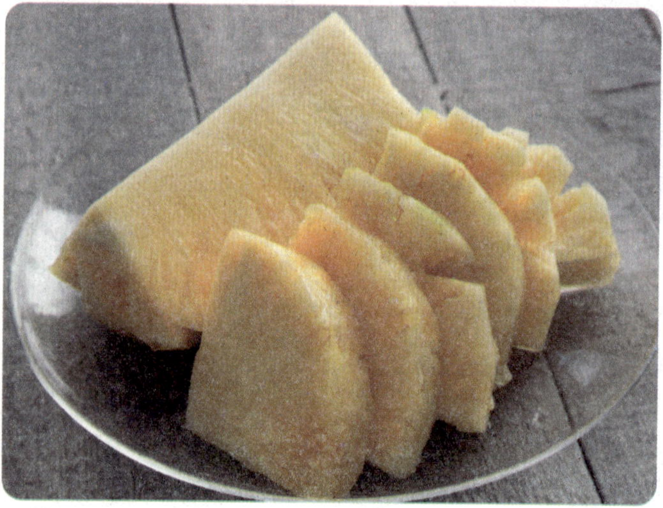

第三章　男性两天轻断食菜单

和血凝块（体外实验显示可能辅助分解），从而改善局部的血液循环状况，缓解轻度炎症反应。

芹菜：芹菜属于高纤维食物，在经过肠道的消化作用后，会产生一种抗氧化剂——木质素。这种木质素可能降低肠道氧化应激水平。

土豆：土豆富含维生素B_1、维生素B_2、维生素B_6和泛酸等B族维生素，同时还含有大量的优质纤维素，提供抗氧化营养素。

以下介绍3种适合轻断食第三周第1天食用的美食，包括它们的热量、所需材料以及详细的制作方法：

🍲 原味包菜沙拉

【**热量**】约210千卡。

【**材料**】包菜约200克，

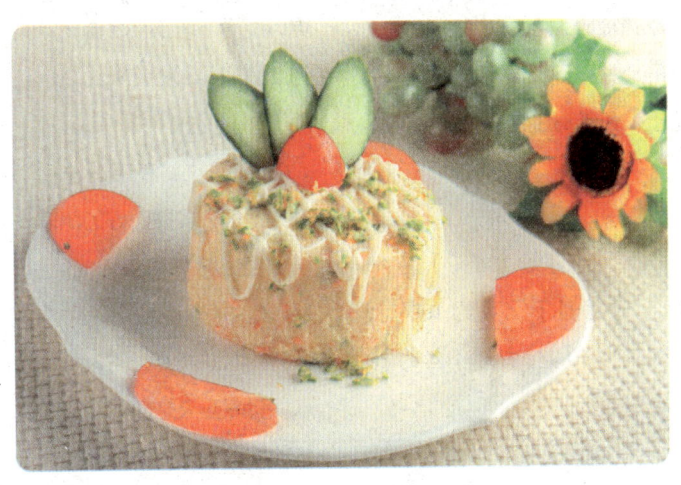

菠萝约180克,番茄约150克,低脂酸奶约70克,盐、醋各适量,薄荷叶适量。

【做法】先将包菜洗净,放入加了盐的沸水中焯一下(建议30秒内),捞出后装盘,淋上适量的醋;把菠萝肉用淡盐水浸泡10分钟左右后切成小块;将番茄洗净,去掉蒂部,切成小块。把切好的菠萝肉和番茄放入沙拉碗中,倒入低脂酸奶,搅拌均匀后放入冰箱冷藏一会儿。取出冷藏好的食材,倒在装有包菜的盘子上,最后撒上切碎的薄荷叶。

土豆泥沙拉

【热量】约134千卡。

【材料】土豆约150克,青菜约50克,胡萝卜丝约10克,盐少许。

【做法】把青菜洗净,取一部分切成碎末,剩下的垫在盘子底部;将土豆洗净后煮熟(带皮煮可保留更多B族维生素),然后压成土豆泥,与青菜碎末、胡萝卜丝混合在一起。将混合好的土豆泥放在垫有青菜叶的盘子上,加入少许盐,搅拌均匀。

蔬菜三文鱼粥

【热量】约346千卡。

【材料】三文鱼约100克,胡萝卜粒约80克,芹菜约20克,水发大米约30克,盐少许。

【做法】将芹菜洗净后切成粒,把去皮并洗好的胡萝卜切成粒,将三文鱼切成片状,装入碗中备用。在砂锅中注入适量的水并烧开,倒入水发大米,煲煮至大米熟透。倒入切好的胡萝卜粒,用小火继续煮

第三章　男性两天轻断食菜单

5分钟,直到食材熟烂。接着加入芹菜粒,搅拌均匀,最后1分钟加入三文鱼煮沸。最后加入适量的盐调味即可。

第三周:第2天轻断食

在轻断食的日子里,合理安排饮食热量至关重要。比如这一天,早晨选择枸杞炖蛋作为餐食,其总热量约为170千卡;晚餐搭配沙丁鱼和豆苗,热量不超过371千卡,这样一天下来,总热量能控制在不超过600千卡。

枸杞:枸杞中富含的β-胡萝卜素,在人体内可以转化为维生素A。而维生素A能够生成视黄醇,参与视觉功能维持,不仅可以提高视力,还可能降低年龄相关性黄斑变性的风险。

沙丁鱼:沙丁鱼是不饱和脂肪酸的优质来源,特别是其中的ω-3脂肪酸[1],对心血管健康颇有益处,在一定程度上能够辅助降低心血管疾病风险。此外,沙丁鱼还富含EPA[2],这种物质可以调节血液中的甘油三酯浓度。

豆苗:豆苗中含有丰富的钙质、B族维生素、维生素C以及胡萝卜素。这些营养成

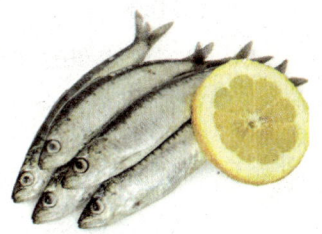

---

[1] ω-3脂肪酸:一类对人体健康至关重要的多不饱和脂肪酸。

[2] EPA(二十碳五烯酸,Eicosapentaenoic Acid):一种重要的多不饱和脂肪酸,主要存在于深海鱼类及藻类中。人体通过饮食或补充剂获取,是必需的脂肪酸。

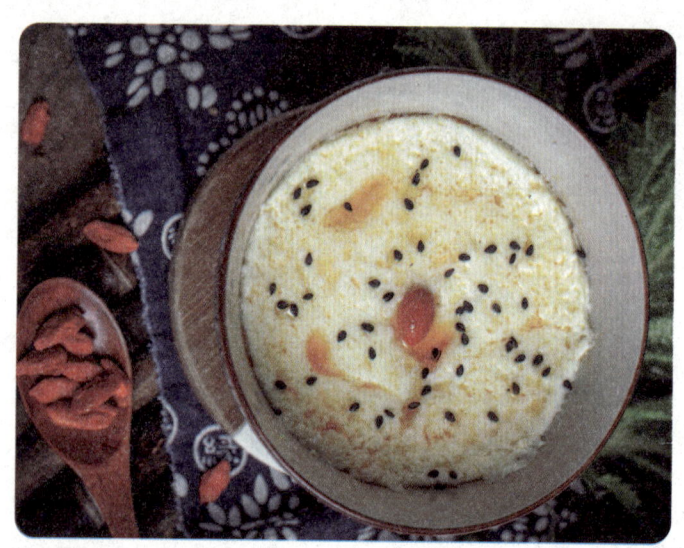

分赋予了豆苗多种功效，可以辅助调节水分代谢。

以下介绍这一天中3种美食的热量、食材及制作方法。

枸杞炖蛋

【热量】约165千卡。

【材料】枸杞约10克，鸡蛋2个，盐少许。

【做法】将鸡蛋打入碗中，充分搅拌均匀。接着，加入枸杞，并放入少许盐，再次搅拌均匀。最后，将碗放入蒸锅中，隔水蒸，水沸后蒸10分钟即可享用。

番茄酱沙丁鱼

【热量】约325千卡。

【材料】沙丁鱼约200

克,番茄酱约30克,葱花约7克,香菜约6克,柠檬片约10克,盐、橄榄油各适量。

【做法】把冷冻的沙丁鱼自然解冻后,去除鱼头、内脏等。在热锅中倒入适量的橄榄油,放入处理好的沙丁鱼,煎至两面金黄后盛出装入碗中。向碗中加入适量的盐进行调味,淋上番茄酱,撒上葱花和香菜,最后摆上柠檬片作为装饰或挤汁淋上。

清炒豆苗

【热量】约87千卡。

【材料】豆苗约200克,彩椒约20克,盐约2克,食用油约3毫升,蒜末适量。

【做法】先将豆苗洗净,彩椒洗净后切成丝。在锅内倒入少许食用油,将蒜末放入锅中煸香。先加入彩椒丝进行清炒,然后再加入豆苗,最后放入适量的盐,翻炒均匀后即可出锅。

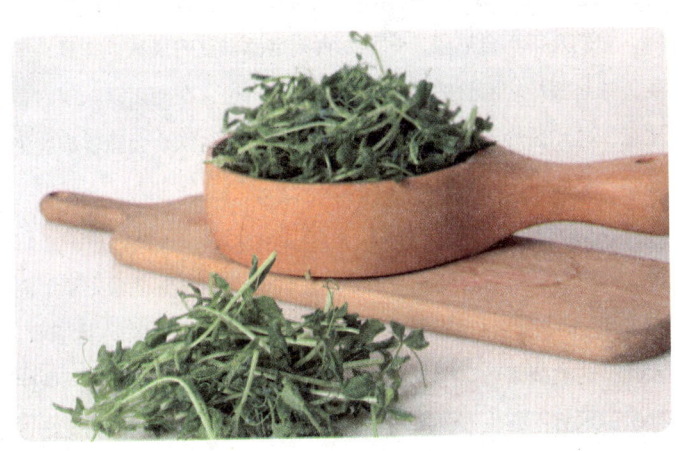

第四章

女性两天轻断食菜单

❀ 女性轻断食必需的营养食材有哪些

女性在规划轻断食日的食谱时，优先选择低热量、高营养密度的食物。比如在肉类的选择上，去皮禽肉（如鸡肉）和低脂鱼类（如鳕鱼）就非常合适。

在轻断食期间，像辣椒、醋、香草等天然香辛料是不错的选择，它们几乎不含热量，却能为食物增添丰富的风味。毕竟，享受美味是坚持轻断食的强大动力之一。不过，在使用调味料时要注意，盐和酱油不能放得太多。因为长期高盐饮食会显著增加患高血压、心脏病以及脑卒中的风险。

从营养吸收的角度来看，胡萝卜、菠菜、菌菇、芦笋、包菜、青椒等蔬菜中脂溶性维生素（如胡萝卜中的 β-胡萝卜素）需与少量油脂搭配，也就是需要经过烹饪才能更好地被人体吸收。因此，这类蔬菜适宜用少量油快炒或蒸制，煮熟后食用。而像生菜这种水溶性维生素含量较高的蔬菜，由于其营养成分在烹饪过

第四章　女性两天轻断食菜单

程中可能会有所流失,因此将其洗净后(生吃可能存在微生物风险,建议流水冲洗30秒)直接生吃,是保留部分营养素的可选方式。

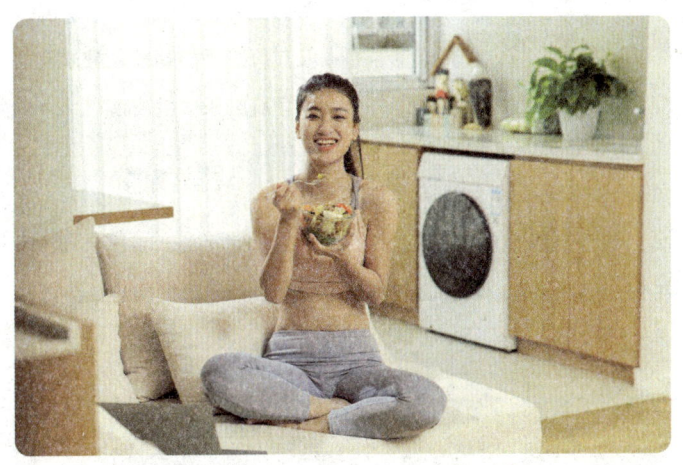

🥩 牛肉

牛肉以其高蛋白、低脂肪的特点,备受人们喜爱,素有"肉中骄子"的美誉。

【对轻断食者的益处】牛肉在众多肉类中,蛋白质含量丰富、脂肪含量较低,且血红素铁含量较高。每百克牛肉的热量仅为150千卡,适合轻断食者在减肥期间适量食用。

【烹饪小贴士】牛肉的纤维组织较粗,结缔组织较多。因此在烹调时需横切,将长纤维切断。若顺着纤维组织切,牛肉不仅难以入味,吃的时候还会难以咀嚼。

鳕鱼

鳕鱼又名大头青，富含蛋白质、维生素A、维生素D以及钙、镁、硒等营养成分，营养丰富且肉味鲜美。

【对轻断食者的益处】鳕鱼是一种高蛋白、低脂肪的鱼类，每百克鳕鱼的热量仅82千卡，适合轻断食者在减肥期间适量食用。

【食用小贴士】鳕鱼可以被加工成鱼肉罐头、鳕鱼干等。此外，鳕鱼籽、鳕鱼舌以及其肝脏需控制摄入量，因为鳕鱼肝脏汞含量较高。

黄瓜

黄瓜的含水量高达96%~98%，口感脆嫩清香，味道鲜

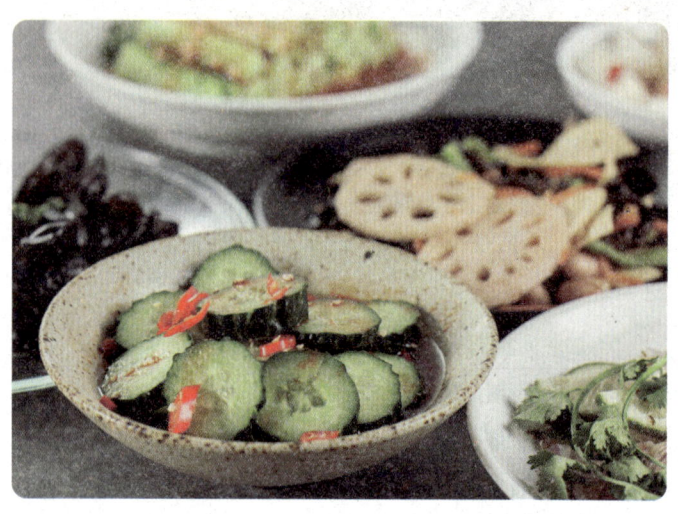

第四章 女性两天轻断食菜单

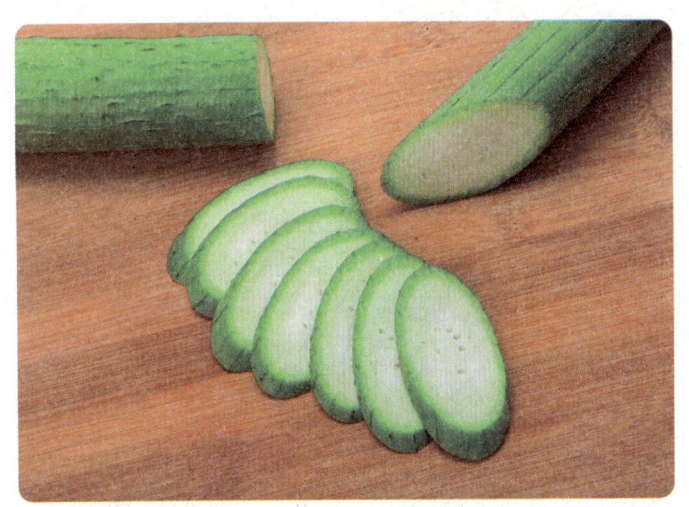

美，且含少量维生素 K、钾等营养素。

【对轻断食者的益处】黄瓜是热量极低的减肥佳品，每百克黄瓜仅含 15 千卡的热量。其含少量维生素和膳食纤维，有助于缓解便秘。

【搭配小贴士】黄瓜若与辣椒、芹菜等搭配食用，其中的维生素 C 容易被破坏。

丝瓜

丝瓜又称水瓜，传统医学认为其药用价值较高，全株均可入药。

【对轻断食者的益处】丝瓜水分含量极高，热量较低，每百克丝瓜含 20 千卡热量，适合在减肥期间食用。

【烹饪小贴士】丝瓜汁水丰富，建议现切现做，以防止营养成分随汁水流失。烹制丝瓜时应尽量保持清淡，少用油，可勾稀芡。

番茄

番茄含有丰富的番茄红素、维生素C和钾，具有低热量、消除疲劳、增进食欲等功效。

【对轻断食者的益处】番茄是一种既美味又能帮助控制热量的食物，每百克番茄仅含19千卡的热量，还可作为减肥零食（但部分人群空腹食用可能不适）。

【食用小贴士】番茄中含有有机酸，空腹食用可能刺激胃黏膜，引发腹痛。

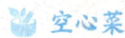 空心菜

空心菜是夏秋季节的主要绿叶菜之一，其维生素含量是大白菜的6倍，有助于增强体质，提供抗氧化营养素。

【对轻断食者的益处】每百克空心菜仅含20千卡热

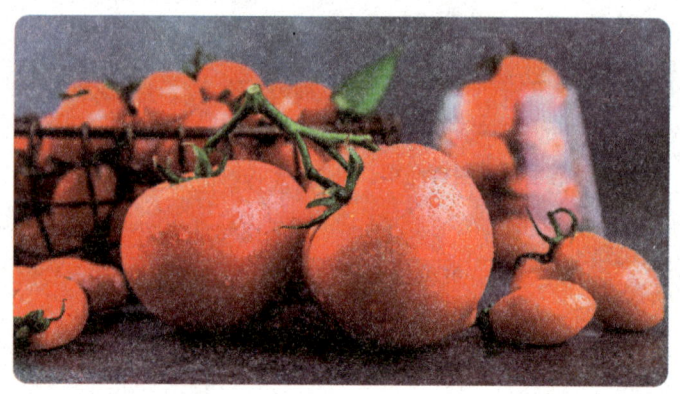

第四章 女性两天轻断食菜单

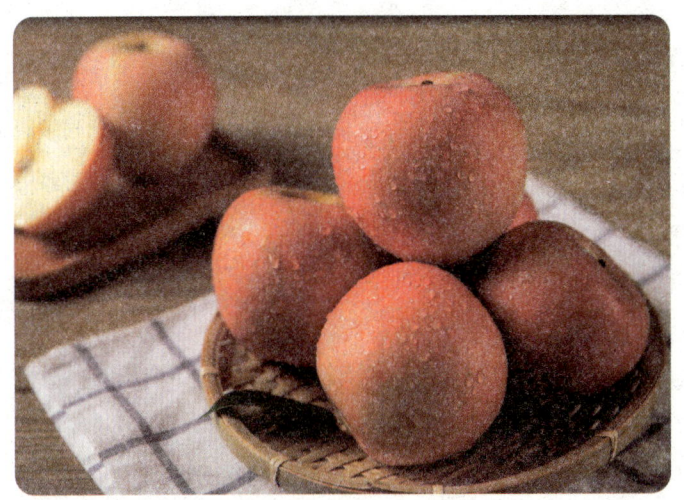

量,其中的大量纤维素可促进肠道蠕动,加速排便,从而辅助改善便秘。

【烹饪小贴士】空心菜遇热易变黄,烹调时需充分热锅,大火快炒,并在叶片变软前熄火盛出。

苹果

苹果营养丰富,且容易被人体吸收,味道甜美,口感爽脆。

【对轻断食者的益处】苹果中糖类、水分、膳食纤维和钾的含量较高,能缓解便秘、辅助消除水肿,每百克苹果含52千卡热量,适合减肥时食用。

【食用小贴士】建议苹果洗净后连皮食用(皮可能残留农药,用苏打水浸泡清洗),尽可能不削皮。严重肾功能不全者需限钾,糖尿病患者应少吃。

木瓜

木瓜的果皮光滑美观,果肉厚实细腻,香气浓郁,汁水丰富,甜美可口且营养丰富。

【对轻断食者的益处】木瓜热量较低,每百克木瓜含27千卡热量。其含有的木瓜酵素具有分解蛋白质的作用,有助于消化。

【食用小贴士】孕妇因木瓜可能引发子宫收缩,过敏原为木瓜蛋白酶的人士不宜食用木瓜。

鸡蛋

鸡蛋中蛋白质的氨基酸比例与人体生理需求高度契合,易于被机体吸收,利用率极高,是人们常食用的食物

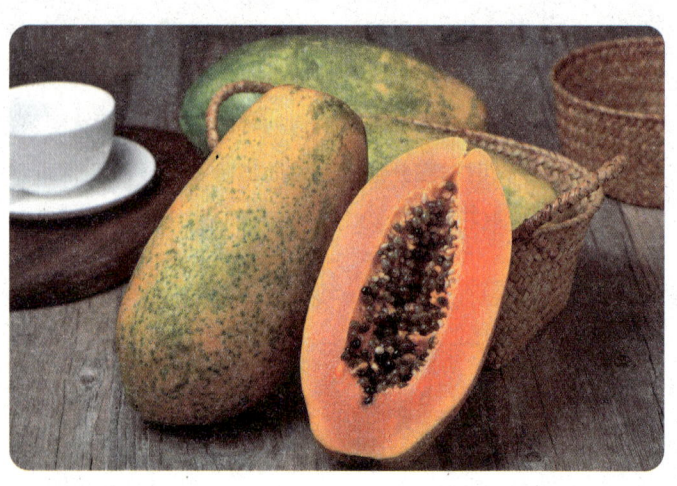

第四章　女性两天轻断食菜单

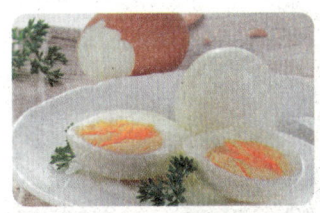
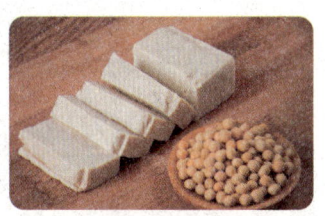

之一。

【对轻断食者的益处】每百克鸡蛋含有138千卡的热量,是优质蛋白质的良好来源,能增加一定的饱腹感。健康成年人在减肥期间,每日食用1个鸡蛋(胆固醇敏感者建议咨询医生)是不错的选择。

【烹饪小贴士】水煮鸡蛋时,煮的时间不宜超过10分钟,否则易破坏其中的营养成分。

豆腐

豆腐是常见的豆制品,通常由黄豆、黑豆等制作而成。豆腐具有增加营养、帮助消化、增进食欲的作用。

【对轻断食者的益处】豆腐热量较低,每百克豆腐仅含81千卡热量,且蛋白质含量较高,能提供植物蛋白,推荐在减肥期间作为蛋白质的来源之一。

【搭配小贴士】豆腐与蜂蜜一同食用,可能影响部分人群的消化系统。

🌸 菜单分享

第一周:第1天轻断食

在轻断食的第一周第1天,晚餐可以选择一杯豆浆搭配一份沙拉。这样干湿搭配的

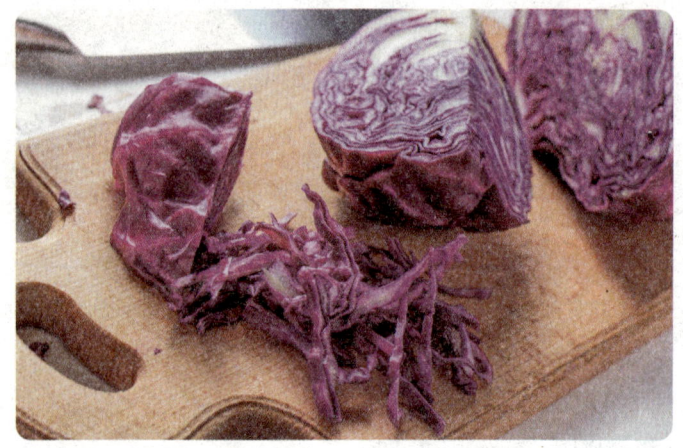

组合,不仅营养丰富,而且是减脂晚餐的优质选择。

黑米:黑米中含有的黄酮类化合物,可能通过抗氧化作用支持心血管健康。

紫甘蓝:紫甘蓝含硫代葡萄糖苷,分解后产生异硫氰酸盐,这种成分可辅助缓解轻度皮肤炎症。

葡萄干:葡萄干中有一种名为白藜芦醇的成分,它能有效地阻止细胞发生恶变,或者抑制恶性肿瘤的生长(体外实验显示潜在抗癌活性)。

以下介绍3种适合轻断食第一周第1天食用的美食,包括它们的热量、所需食材以及具体的制作方法。

红豆黑米粥

【**热量**】约265千卡。

【**食材**】红豆约50克,黑米约30克。

【**做法**】首先,将红豆和

第四章 女性两天轻断食菜单

黑米分别仔细洗净,然后提前用清水分别浸泡(红豆浸泡超过8小时易发酵,建议用冷水浸泡)。把泡好的黑米和红豆连同浸泡它们的水一起倒入锅中,用大火煮开。待煮沸后,再转为小火继续煮,直到红豆微微开花且熟软即可(高压锅可缩短至20分钟)。

包菜紫甘蓝沙拉

【热量】约135千卡。

【食材】紫甘蓝约180克,包菜约180克,洋葱约30克,盐1匙,醋、橄榄油适量。

【做法】把紫甘蓝和包菜分别洗净后切成丝,用柠檬汁腌渍大约5分钟,同时将洋葱也切成丝。当蔬菜腌出水分后,轻轻挤干水分。把所有处理好的食材放入盘中,加入适量的醋和橄榄油,搅拌均匀即可食用。

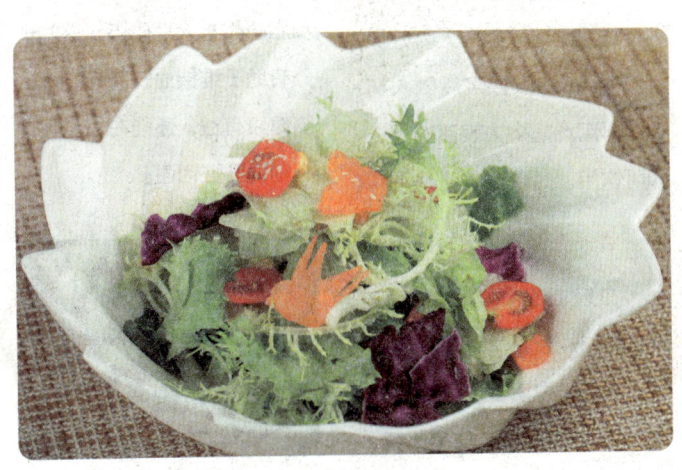

葡萄干豆浆

【热量】约275千卡。

【食材】水发黄豆约50克,葡萄干约25克。

【做法】把已经浸泡了8小时的黄豆倒入豆浆机中,接着放入葡萄干,并加入适量的清水至水位线。盖上豆浆机的机头,启动打浆程序,等待豆浆机运转大约15分钟后,豆浆就制作完成了。将豆浆机断电,把煮好的豆浆倒入滤网中进行过滤(可按照个人喜好保留部分),滤取豆浆后倒入杯中,再用汤匙撇去表面的浮沫即可饮用。

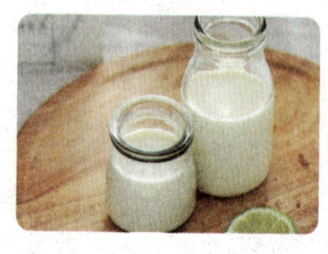

第一周:第2天轻断食

在轻断食的第一周第2天,虾仁炖蛋是早餐的绝佳选择。虾是蛋白质含量极高的食物,其蛋白质含量与鱼、蛋、奶相当,每百克约18~20克。

虾: 虾不仅富含钙、磷等矿物质,能够增强骨质,预防骨质疏松(需配合维生素D),还含有硒元素,参与抗氧化防御系统。

青豆: 青豆中富含不饱和脂肪酸与大豆磷脂,这些成分有助于维持血管弹性,对大脑健康有益,还能在一定程度上辅助肝脏代谢。

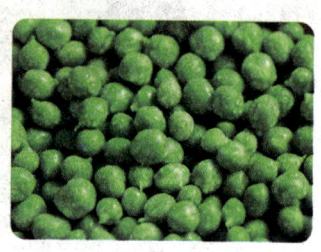

第四章　女性两天轻断食菜单

牛奶：牛奶中所含的维生素A、维生素B_2、维生素D等营养成分，流行病学研究显示，其可能与降低结直肠癌风险相关。

以下介绍3种适合轻断食第一周第2天食用的美食，包含它们的热量、所需材料以及具体的制作方法：

🌱 虾仁炖蛋

【热量】约172千卡。

【材料】鸡蛋2个，虾仁约20克，青豆约10克，盐少许。

【做法】把鸡蛋打入碗中，加入少许盐和适量冷开水，充分搅拌打散。将虾仁和青豆放置在蛋液表面，然后盖上盘子，放入蒸锅中，用大火蒸制（确保中心温度≥75℃）大约10分钟即可。

🌱 明虾炖豆腐

【热量】约171千卡。

【材料】大明虾2只，豆

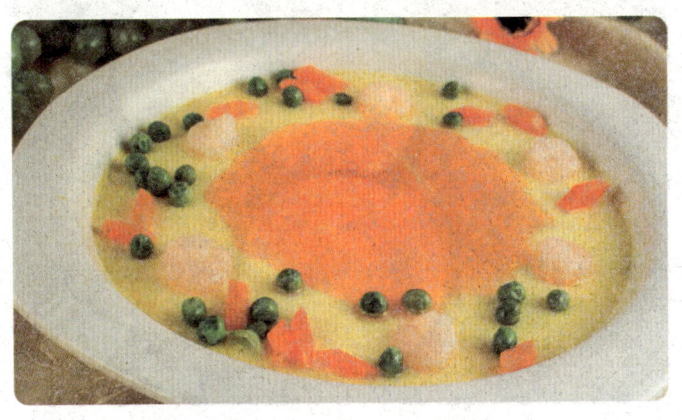

腐约100克，葱段、姜片、鲜汤、盐、上海青、胡椒粉各适量。

【做法】先将虾去除虾须及其他杂质，清洗干净，把豆腐切成条状，上海青也洗净备用。在锅内注入清水并烧沸，将虾和豆腐条放入锅中焯水（焯水时间≤30秒）。将锅置于火上，倒入无油脂鲜汤，放入处理好的虾、豆腐条、葱段和姜片。撇去锅中的浮沫，盖上锅盖，转小火慢炖，直至虾肉熟透（约5~8分钟）。捞出锅中的葱段和姜片，加入适量的盐和胡椒粉调味即可。

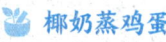椰奶蒸鸡蛋

【热量】约203千卡。

【材料】鸡蛋1个，牛奶150毫升，椰子粉约10克。

【做法】用牛奶将椰子粉

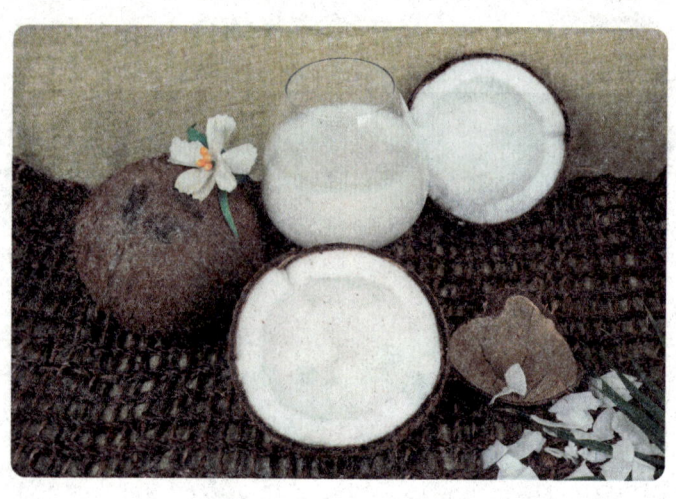

第四章　女性两天轻断食菜单

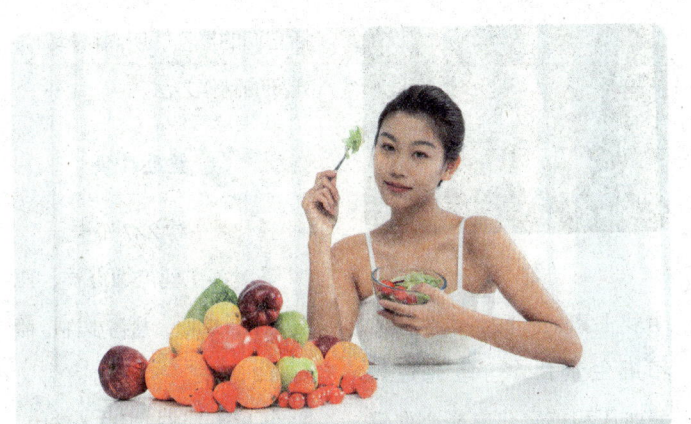

搅拌均匀,将鸡蛋打散,然后把调好的椰奶倒入蛋液中,搅拌均匀。将蛋奶液过滤,盖上盘子,放入蒸锅中,用中火蒸制10分钟即可。

第二周：第1天轻断食

在轻断食第二周的第1天,为正在减肥、健身或者处于亚健康状态的人群推荐低卡、低脂且富含各种维生素与膳食纤维的食谱。以下这些食物不仅营养丰富,还能助力轻断食顺利进行。

荷兰豆：荷兰豆中含有丰富的胡萝卜素,食用后可能通过抗氧化作用减少自由基损伤,减少癌细胞的产生,进而降低患癌的风险（流行病学研究显示二者具有相关性）。

丝瓜：丝瓜中的维生素C含量较高,除了具有美白肌肤、促进胶原蛋白合成的功效外,还有助于预防维生素C缺乏症。

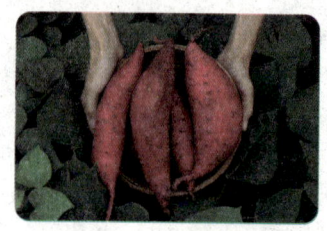

红薯：红薯富含钾、β-胡萝卜素、叶酸、维生素C和维生素B_6，可能通过调节血压和抗氧化支持心血管健康。

以下是3种适合轻断食第二周第1天食用的美食，包括它们的热量、所需材料以及详细的制作方法。

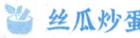 丝瓜炒蛋

【热量】约227千卡。

【材料】丝瓜300克，鸡蛋2个，鸡粉、盐各少许，橄榄油3毫升。

【做法】将鸡蛋打入碗中，充分搅拌均匀。在锅中倒入橄榄油，将搅拌好的鸡蛋液倒入锅中滑炒，注意不要炒得

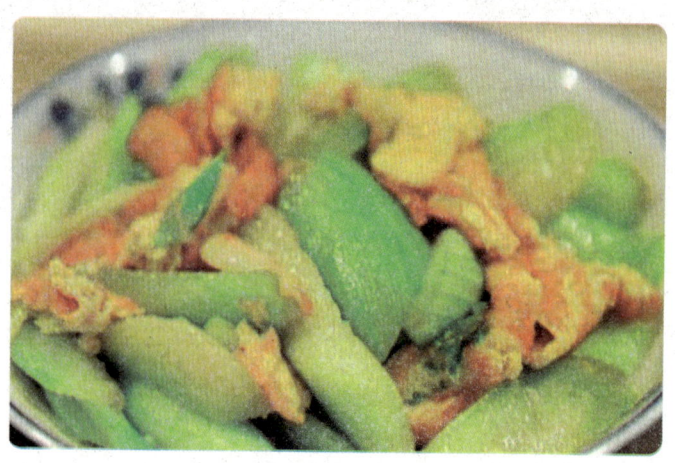

过老，鸡蛋定型后立即盛出备用。先把丝瓜切成片，然后在锅中留少许底油，放入丝瓜大火煸炒2分钟。把炒好的鸡蛋重新放入锅中，加入适量的盐、水和香菇粉，翻炒均匀后即可装盘。

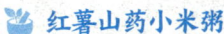 红薯山药小米粥

【热量】约294千卡。

【材料】红薯约100克，山药约50克，小米约50克。

【做法】将山药和红薯削皮后切成块状，把小米淘洗干净。把处理好的山药块、红薯块和小米一同放入锅内，加入适量的水，盖上锅盖，煮成粥即可。

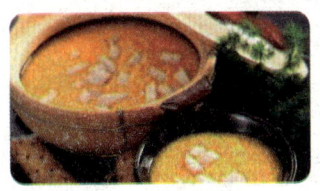

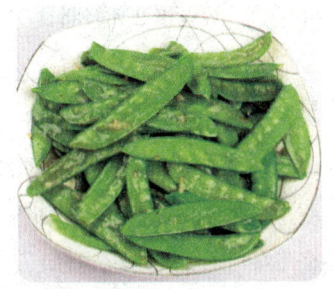

蒜蓉荷兰豆

【热量】约115千卡。

【材料】荷兰豆约200克，蒜蓉约10克，盐少许，食用油少许。

【做法】先将荷兰豆放入热水中焯烫（加少许盐和油保持翠绿），待其变色后捞出，再放入冷水中冲洗，以保持荷兰豆的脆嫩口感。在锅中加入少许食用油，油热后放入蒜蓉煸炒，直至炒出香味。倒入焯好水的荷兰豆，继续翻炒。最后加入适量的盐，翻炒均匀后即可出锅。

第二周：第 2 天轻断食

在轻断食的第二周第 2 天，有一位立志减肥的小厨师，为了能穿上更漂亮的衣服，在健身教练和营养师的严格监督与悉心指导下，开启了健康营养的饮食模式。以下这些食材，在轻断食期间是不错的选择。

芦笋：芦笋中的氨基酸含量丰富且比例协调，可辅助调节血压，还具有清热利尿的作用。对于容易上火以及患有高血压的人群来说，吃芦笋益处多，但需适量。

梨：梨富含糖类和多种维生素，这些营养成分易于被人体吸收。食用梨不仅可以增进食欲，其抗氧化成分可能促进肝脏健康。

莲子：莲子含有大量的

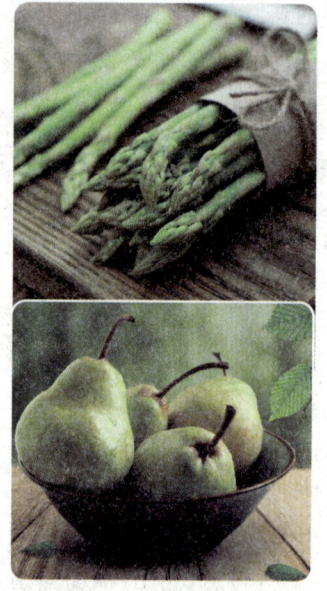

磷元素，磷是细胞核蛋白的关键组成部分。它能够协助机体进行蛋白质、脂肪和糖类的代谢，维持体内的酸碱平衡。

以下是 3 种适合轻断食第二周第 2 天食用的美食，包括它们各自的热量、所需食材以及详细的制作方法。

第四章　女性两天轻断食菜单

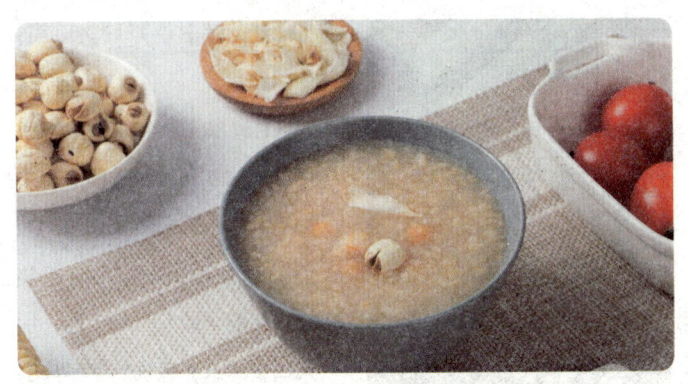

🌱 莲子百合山药粥

【热量】约384千卡。

【食材】山药约10克,莲子约10克,百合约10克,粳米100克,枸杞约10克。

【做法】先将山药洗净后切成块状,把莲子去心、去皮。接着将百合和莲子(干莲子需提前浸泡4小时)分别放入温水中浸泡2小时。把粳米用冷水浸泡半小时,使米粒充分吸水膨胀。在锅中加入适量的水,放入泡好的莲子,煮5分钟后,再加入山药块、枸杞和粳米,继续煮大约30分钟即可。

🌱 芹菜梨汁

【热量】约110千卡。

【食材】梨约150克,黄瓜约100克,芹菜约80克,生菜约60克。

【做法】把洗净的黄瓜切成小块,洗好的生菜切成小段。将洗净的芹菜切成小段,将洗好的梨去核后也切成小

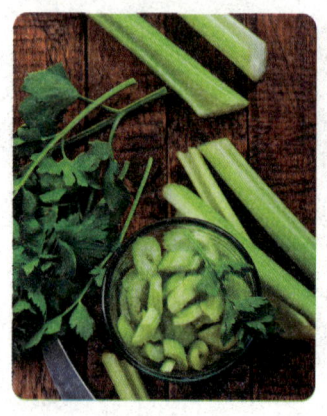

块。拿出榨汁机,依次倒入适量的上述食材,榨成汁后,将榨好的蔬果汁倒入杯中即可饮用(添加柠檬汁可抗氧化)。

白灼芦笋

【热量】约50千卡。

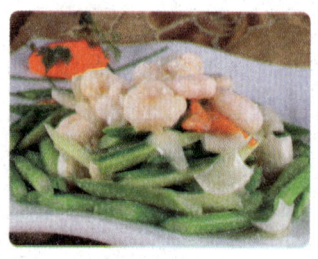

【食材】芦笋约200克,生抽适量。

【做法】将芦笋洗净后,切成大约6厘米长的段。烧半锅清水,水开后放入切好的芦笋段,烫煮2分钟后捞起装盘。在锅中放入1勺生抽,加入适量清水,煮沸后将汤汁倒入装有芦笋的盘中即可。

第三周:第1天轻断食

在轻断食的第三周第1天,三文鱼是非常不错的食材选择。它不仅可以生食(需确保刺身级食品安全),烹饪成熟食后同样美味,与各类沙拉搭配,既营养又健康,十分契合轻断食者的需求(三文鱼脂肪含量高,建议控制摄入量≤80克/餐),不妨尝试将其与多种食材组合。

猕猴桃: 猕猴桃中富含

第四章 女性两天轻断食菜单

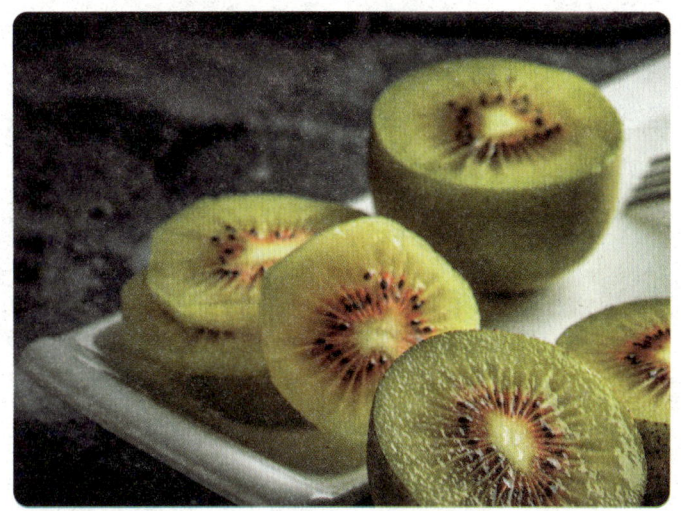

果胶以及维生素E,这些成分对心脏健康大有益处,可辅助调节血脂。同时,它还含有丰富的膳食纤维,能够刺激肠胃蠕动,助力排便,但过量食用可能引发腹泻。

包菜:包菜中含有大量的维生素U,这种物质可辅助胃黏膜修复,能加速胃溃疡的愈合。

樱桃萝卜:樱桃萝卜富含维生素C、矿物质、芥子油、木质素等多种营养成分。生食樱桃萝卜可以刺激消化液分泌,增强食欲,帮助消化。

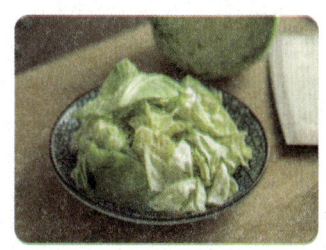

以下是3种适合轻断食第三周第1天食用的美食，包括它们的热量、所需食材以及详细的制作方法。

猕猴桃菠萝苹果汁

【热量】约133千卡。

【食材】猕猴桃约100克，苹果约90克，菠萝肉约50克。

【做法】先将猕猴桃去皮后切成小块，把菠萝肉也切成小块，再将洗净的苹果去核后切成小块。拿出榨汁机，把切好的水果倒入其中，注入适量的纯净水，榨成汁后挤入柠檬汁，倒入杯中即可享用。

紫甘蓝生菜沙拉

【热量】约126千卡。

【食材】紫甘蓝约100克，生菜约100克，胡萝卜约100克，盐少许，醋、橄榄油各少许。

【做法】把紫甘蓝、生菜和胡萝卜分别洗净，然后切成丝备用。将切好的食材放入盘中，加入适量的盐、醋和橄榄油，搅拌均匀即可。

烤三文鱼

【热量】约565千卡。

【食材】三文鱼约250克，生菜约50克，樱桃萝卜约40克，柠檬片、欧芹、红胡椒、白胡椒、盐、橄榄油各适量。

【做法】把三文鱼洗净，用厨房纸巾吸干水分。将方形锡纸铺平，倒上少许橄榄油并涂抹均匀，以防止在烤制过程中鱼肉粘在锡纸上。把三文鱼放在锡纸中间，在鱼的表面撒上一层盐，翻面后再撒一层盐。在三文鱼表面均匀地撒上

第四章 女性两天轻断食菜单

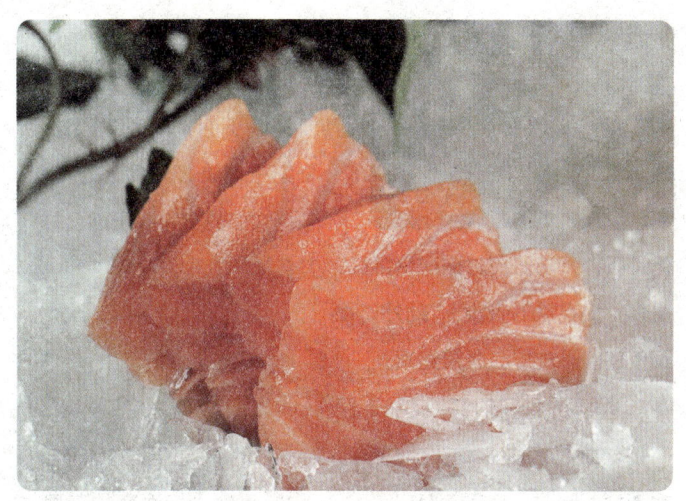

一层红胡椒粉和白胡椒粉,然后将锡纸包好,放入烤箱中,用180℃的温度烤制20~25分钟。烤好后将三文鱼装盘,摆上生菜、装饰用的樱桃萝卜和柠檬片,最后点缀上欧芹即可。

第三周:第2天轻断食

在轻断食的第三周第2天,时蔬鸡蛋饼是个很棒的选择。它在沙拉的基础上加入了鸡蛋,能够有效增强饱腹感,无论是作为午餐还是晚餐都非常合适,助力轻食塑身。

芒果:芒果中的维生素C(含量约36mg/100g)比一般水果要高。经常食用芒果,可以为人体补充维生素C,同时含有的膳食纤维可辅助调节血脂。

鲫鱼:鲫鱼富含钙、磷、铁等元素,这些元素有助于强

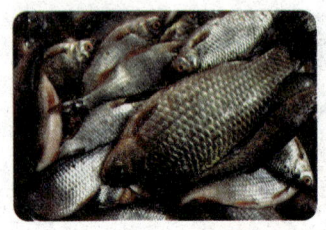

化骨质,预防贫血,需配合维生素(提高铁的吸收)。此外,鲫鱼还能够支持心血管健康。

木耳: 木耳的铁含量较高(非血红素铁),能作为补铁膳食。同时,它还含有丰富的纤维素,经常食用木耳,可促进肠胃蠕动。

以下介绍3种适合轻断食第三周第2天食用的美食,包括它们的热量、所需食材以及具体的制作方法。

芒果汁

【**热量**】约60千卡。

【**食材**】芒果约100克。

【**做法**】把洗净的芒果去

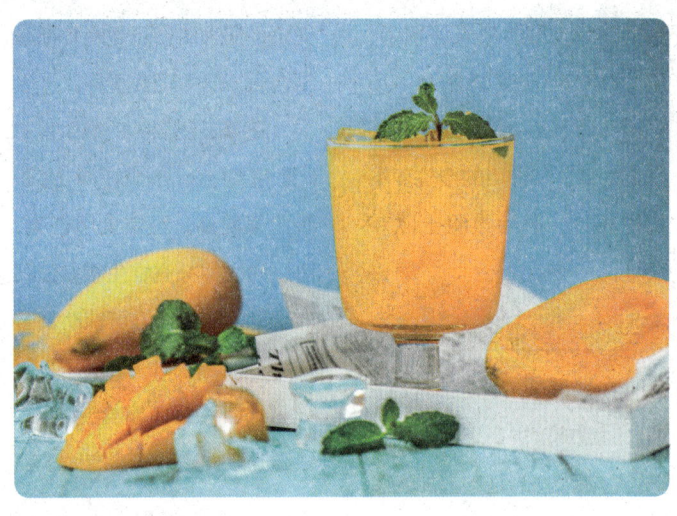

皮，取出果肉并切成小块。将切好的芒果块倒入榨汁机中，注入适量的纯净水，盖好盖子后，启动榨汁机榨汁。把榨好的芒果汁倒入杯中即可饮用。饮用后血糖波动较大，糖尿病患者慎用。

豆腐鲫鱼汤

【热量】约409千卡。

【食材】鲫鱼约300克，豆腐约50克，姜丝、枸杞、盐、食用油各适量。

【做法】将鲫鱼去鳞剖开，去除内脏并清洗干净，然后在鱼身上抹上盐和白胡椒粉等调料，腌制10分钟。把豆腐切成块，放入沸水中烫1~2分钟后沥干水分。锅放在火上，倒入适量的油，待油烧热后放入姜丝爆香，接着放入腌制好的鲫鱼，煎至两面金黄。加入

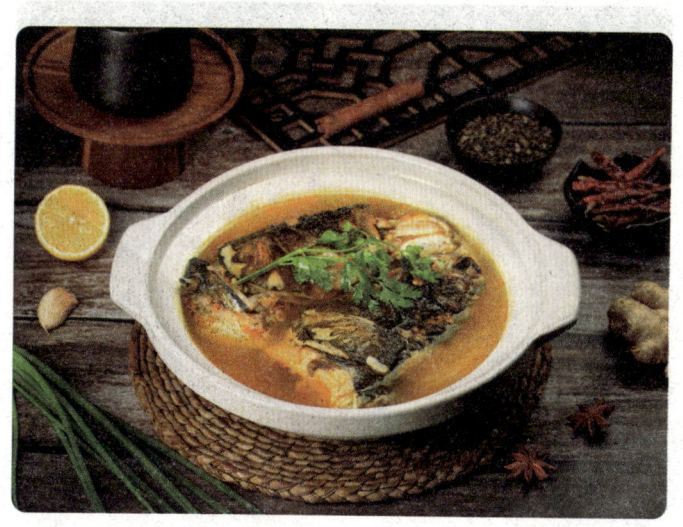

适量的水,放入枸杞,盖上锅盖,煮沸后转小火炖20分钟,直至鱼汤呈乳白色。打开锅盖,放入适量的盐,再继续烧5分钟即可(豆腐最后3分钟加入)。

时蔬鸡蛋饼

【热量】约195千卡。

【食材】木耳约30克,番茄约30克,菠菜约20克,鸡蛋2个,食用油少许。

【做法】把干木耳(需提前泡发)、番茄和菠菜分别焯水后切碎。将鸡蛋打散,把切碎的食材全部倒入蛋液中。在不粘锅内抹上少许油,倒入混合好的蛋液,用中火将其正反面各煎2分钟至蛋液凝固即可。

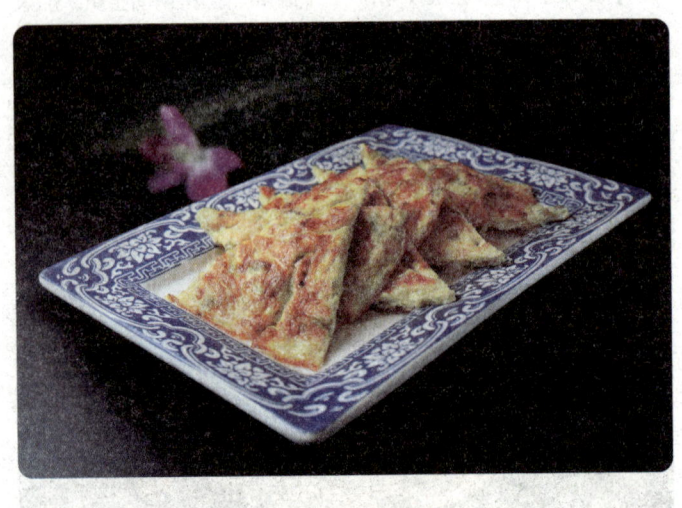